NOTES
DE CHIRURGIE

PAR

A. BROCA

Brides amniotiques. — Luxations de l'épaule. — Imperforation anale. — Bec-de-Lièvre. — Hernie du cæcum à gauche. — Ostéotomie oblique du fémur. — Cloisonnements du conduit péritonéo-vaginal. — Cure radicale de la hernie inguinale chez l'enfant.

G. STEINHEIL, Éditeur

NOTES DE CHIRURGIE

NOTES DE CHIRURGIE

PAR

A. BROCA

CHIRURGIEN DES HOPITAUX

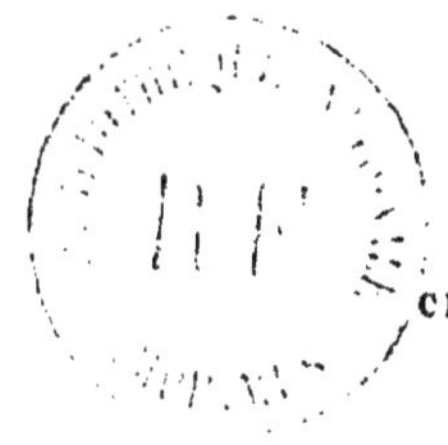

1° Brides amniotiques ;
2° Luxations de l'épaule ; 3° Imperforation anale ;
4° Bec-de-lièvre ; 5° Hernie du cæcum à gauche ; 6° Ostéotomie oblique du fémur ; 7° Cloisonnements du conduit péritonéo-vaginal ; 8° Cure radicale de la hernie inguinale chez l'enfant.

PARIS

G. STEINHEIL, ÉDITEUR

2, RUE CASIMIR-DELAVIGNE, 2

1892

I

Encéphalocèle pariéto-occipitale et ectopie extra-thoracique du cœur, causées par des adhérences amniotiques.

Il y a près de trois ans que M. le professeur Pinard a bien voulu me faire remettre par mon ami Varnier un fœtus monstrueux qui, depuis 1882, était conservé dans l'alcool. L'accouchement, qui s'est fait à peu près à terme, a eu un intérêt clinique assez grand, pour le diagnostic de la présentation. Le palper et le toucher ont permis de reconnaitre à l'avance une malformation céphalique et un bec-de-lièvre. Cette partie de l'observation a été rédigée, en décembre 1882, par mon ami Œttinger. Je commencerai par l'insérer ici, car elle n'a pas encore été publiée, et je la ferai suivre des détails anatomiques fournis par la dissection.

Cette pièce, d'une grande rareté, mérite en effet une description détaillée, non pas seulement parce que les ectopies cardiaques extra-thoraciques à peu près complètes ne sont pas fréquentes, mais surtout parce que la cause mécanique des anomalies est prise sur le fait. Ces anomalies relèvent, sans doute, en partie, d'un arrêt de développement. Mais cet arrêt de développement a été provoqué, exagéré et modifié, par l'intervention d'actions mécaniques évidentes. Une bride résistante, à base large, s'insère sur l'encéphalocèle d'un côté, sur l'amnios de l'autre. Une seconde adhérence, plus grêle, va de la pointe du cœur à la gaine amniotique du cordon, anormalement court. L'issue du cœur hors de la poitrine a cependant eu lieu sur la ligne médiane, entre les deux moitiés non réunies du sternum ; il y a donc arrêt de développement, et non pas processus purement pathologique. Il en est probablement de même au crâne, quoique l'étude ostéologique de l'orifice anormal soit moins nette.

Enfin cette traction mécanique sur l'extrémité céphalique a eu pour autre résultat la formation d'un bec-de-lièvre bilatéral, à siège typique.

Observation. — La nommée Jeanne Penniot, âgée de 20 ans, blanchisseuse, entre le 19 décembre 1882 dans la salle Ste-Anne, service de M. le Dr Pinard.

Cette femme a été réglée à l'âge de 17 ans, elle a toujours été bien portante et n'a jamais eu le moindre antécédent pathologique.

Première grossesse dans l'année 1880; accouchement à terme le 1er janvier 1881; les suites de couches ont été normales et la malade est sortie de l'hôpital 15 jours après.

C'est le 3 avril 1882, que ses règles ont apparu pour la dernière fois et dès lors elle a pensé être enceinte. Cette grossesse, du reste, a été supportée plus difficilement que la première; elle a été marquée par des vomissements beaucoup plus fréquents et des malaises passagers se répétant à intervalles. Dès le début, cette femme a été sujette aux syncopes, particulièrement dans le deuxième mois; elle a eu à plusieurs reprises des pertes de connaissance durant jusqu'à 1 heure environ. Le 18 décembre dans la nuit, elle est réveillée par une sensation d'humidité et elle constate qu'elle a perdu une certaine quantité de sang et de liquide. La veille au soir, elle était encore bien portante et dit ne s'être livrée à aucun exercice exagéré.

Dans la nuit, la poche des eaux s'est rompue et depuis les coliques sont plus fréquentes : c'est ce qui l'engage à venir à l'hôpital.

Lorsqu'on cherche à se rendre compte par le palper de la situation du fœtus dans la cavité utérine, on trouve une assez grande difficulté, tenant à l'état de tétanisation de l'utérus; l'on peut constater cependant, même à la simple inspection, que l'utérus n'est pas régulièrement ovoïde et que, en haut et à droite, il existe une tuméfaction notable, distincte, pour ainsi dire, du corps de l'utérus et qui se confond avec lui au moment des contractions. En cherchant à se rendre compte de la partie engagée dans le petit bassin, on enfonce ses doigts dans l'excavation, on trouve là une tumeur qui n'est ni dure ni régulière, ni ovoïde, qui n'a pas, dit M. Pinard, les caractères qu'on peut assigner à une tête fœtale. Le dos se trouve en rapport avec la partie antéro-latérale droite de l'utérus : l'autre pôle fœtal est situé en haut et semble bien être manifestement le siège. Tous ces renseignements sont difficiles à constater, car l'utérus est contracturé pour ainsi dire sur le fœtus qu'il contient.

Le toucher nous dénote un col qui n'est pas entièrement effacé, car le canal cervical persiste encore dans une certaine étendue quoique la dilatation ait acquis des dimensions comparables à la grandeur d'une pièce de cinq francs. Depuis le matin cette femme a perdu une certaine quantité de sang et c'est avec précaution que le toucher est pratiqué. En introduisant l'index dans ce qui reste de canal cervical, M. Pinard constate la présence de la tête fœtale défléchie et peut facilement introduire son index dans la bouche de l'enfant : en avant et à droite de la bouche il trouve les globes oculaires, le nez, mais il fait en même temps remarquer à ses élèves qu'il y a là quelque chose d'anormal, car il a cru sentir une scissure profonde séparant la lèvre supérieure en bec-de-lièvre. Rapprochant ce fait de ce que la tête fœtale ne présente pas les caractères qui lui sont connus dans la présentation de la face, il pense qu'on a probablement affaire ici à une monstruosité fœtale, anencéphalie, exencéphalie, etc.

Les battements du cœur sont normaux et l'on entend le maximum un peu à droite de la ligne blanche, au-dessous de l'ombilic.

A deux heures de l'après-midi, la femme accouche d'un enfant monstrueux, vivant, qui présente les particularités suivantes : La voûte crânienne existe mais est considérablement atrophiée et fait défaut sur la ligne médiane ; à ce niveau se trouve une double masse d'aspect fongueux, mollasse, constituée par les enveloppes du cerveau et se continuant au pourtour de leur pédicule avec la peau du cuir chevelu par un petit liséré blanchâtre. Elles semblent surtout contenir une grande quantité de liquide. L'atrophie de la voûte crânienne, la saillie des globes oculaires donnent à ce fœtus l'aspect classique que les tératologistes ont comparé à celui d'un batracien ; du côté de la bouche un double bec-de-lièvre, sur la voûte du palais une fissure médiane marquée surtout à la partie postérieure de cette voûte osseuse ; pas de saillie bien prononcée des os intermaxillaires ; pas de scissure au niveau de l'arcade alvéolaire.

La tumeur céphalique est reliée par une bride s'insérant à sa base et semblant l'envelopper, à la face interne de l'amnios ; au moment de l'accouchement cette bride fibreuse a dû être coupée sans que l'on pût constater exactement le point où elle s'insérait.

Mais ce qui attira le plus notre attention, ce fut une ectopie du cœur, qui, situé complètement en dehors de la cavité thoracique, accomplissait ses mouvements sous nos yeux ; une ouverture très régulière, ovalaire, permettait l'issue au dehors de cet organe, dont la base du reste présentait des cohérences avec la peau. La pointe du cœur, portée en haut, était liée par une bride fibreuse à

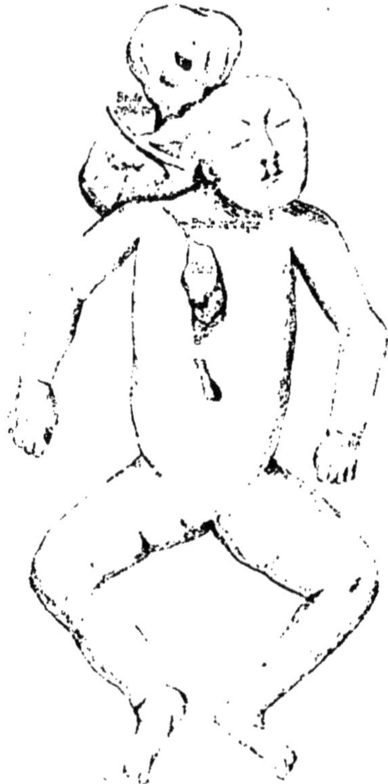

FIG. 1.

la gaine amniotique du cordon et nous avons dû au moment de l'expulsion de l'enfant la sectionner pour pouvoir extraire le fœtus. Sur la face externe du cœur, quelques petites plaques laiteuses d'aspect nacré.

Pas d'autres vices de conformation.

Nous avons pu pendant plusieurs heures étudier toutes les phases de la contraction cardiaque ; la systole auriculaire précédait celle des ventricules, mais les battement étaient fréquents, 140 par minute, en sorte que la systole auriculaire ou presystole ne pouvait être distinguée de la contraction ventriculaire qu'avec une grande attention. Au moment de la contraction, nous n'avons pu remarquer ni une projection de la pointe, ni un mouvement de recul et de torsion ; ce qui était facile à constater, c'était d'une part le changement de forme du cœur qui semblait diminuer de hauteur, et en même temps augmenter un peu ses diamètres transverses, d'autre part le changement de consistance du muscle cardiaque ; cet organe était pour ainsi dire tendu et donnait presque au doigt qui le touchait, la sensation d'un ballon rempli de liquide où l'on chercherait la fluctuation.

La sensation du choc elle-même était aussi bien perçue à la base, à la pointe qu'en toute autre région de l'organe cardiaque.

Peu à peu, les battements sont devenus irréguliers, intermittents, et enfin à 11 heures du soir, 9 heures après la naissance, ils ont complètement cessé ; le muscle cardiaque était alors presque desséché à sa surface et à chaque contraction se couvrait de rides nombreuses.

Quant au placenta, son expulsion a été rapide et s'est faite par la force utérine : volumineux, les cotylédons étaient friables, d'aspect sarcomateux, présentant une dégénérescence granulo-graisseuse avancée.

Les membranes de l'œuf n'ont pu malheureusement être conservées intactes, les brides dont nous avons parlé ayant dû les tirailler et ayant nécessité leur section au moment de l'expulsion du fœtus : nous n'avons pu ainsi reconstituer l'œuf en entier.

Quant au cordon, à part l'expansion fibreuse allant rejoindre la pointe du cœur, il ne présentait rien de particulier, si ce n'est une brièveté tout à fait anormale.

Autopsie. — Le fœtus qui m'a été remis est volumineux, du sexe féminin. Les membres sont bien développés et configurés ; j'ai constaté en les disséquant qu'ils ne présentent pas d'anomalies musculaires, osseuses ou articulaire. Le point d'ossification de l'extrémité inférieure du fémur existe : le fœtus est donc à peu près à terme, ainsi que son volume le faisait d'ailleurs prévoir. L'examen attentif de la cavité abdominale ne m'a révélé aucune disposition anormale. Les organes génitaux internes et externes sont bien conformés. A la vulve, on voit avec une très grande netteté l'orifice hyménéal et l'on constate très aisément qu'il n'y a pas à vrai dire une membrane hymen, mais un cylindre qui, prolongeant le vagin, s'ouvre entre les deux petites lèvres dont sa face externe est séparée par une rigole circulaire profonde. C'est en somme la disposition typique, prouvant l'origine vaginale et non vulvaire de l'hymen.

Les seules parties anormales sont : 1° la région précordiale et le cœur ; 2° le crâne et le cerveau ; 3° la lèvre et le maxillaire supérieurs ; 4° enfin en disséquant le cou j'y ai trouvé un petit muscle bizarre. Les descriptions seront brèves, car l'examen attentif des dessins supplée avec avantage à la lecture du texte. Ces dessins sont dus à la complaisance de mon ami Dupasquier, interne provisoire des hôpitaux. Celui qui représente l'intérieur du cœur (fig. 6) a été fait par mon cher maître le professeur Farabeuf, que je remercie de sa grande obligeance.

I. — **Cœur et parties voisines.** — Le cœur, situé hors de la poitrine, a une surface dure, comme cornée. Sur les tissus déjà séchés pendant la vie de l'enfant puis racornis par l'alcool il est impossible de disséquer une couche de péricarde viscéral. La partie visible au dehors a la forme de la masse ventriculaire, où le sillon interventriculaire n'est toutefois pas appréciable. Au sommet de la pointe s'insère une bride dure et brune, cylindrique, grosse comme une ficelle de petit diamètre. A droite la masse ventriculaire seule est visible au dehors. A gauche et en bas, la pointe étant naturellement en haut et un peu à droite, on voit une bosselure qui au premier abord ressemble bien à une oreillette terminée par une auricule. Telles sont les parties qui sont au dehors : la figure d'ensemble rend compte de ces dispositions générales. Autour de ces parties extérieures il n'y a pas trace de péricarde fibreux et il n'y a pas une collerette qui, en marquant la trace, s'insère au pourtour de l'orifice cutané.

Cet orifice cutané est différent suivant qu'on l'examine dans sa demi-circonférence droite ou dans sa demi-circonférence gauche.

Si l'on renverse fortement à gauche la pointe du cœur (fig. 2), on constate que sur presque toute la hauteur de la 1/2 circonférence droite, sauf à ses deux extrémités, la lèvre cutanée se continue avec la face droite du cœur ectopié. Une ligne de démarcation nette sépare la surface cutanée de la surface cardiaque, mais il y a soudure. En haut et en bas, au contraire, la masse viscérale n'adhère pas à la peau et un stylet introduit entre les deux pénètre dans le médiastin.

Cette disposition est d'une netteté plus grande encore sur la demi-circonférence de gauche, bien vue après avoir rejeté la pointe du cœur en haut et à droite (fig. 3). On constate alors entre le cœur et la peau l'existence d'une excavation dans laquelle un stylet s'engage et peut sonder les parties profondes. En dehors une lame fibreuse, sur laquelle une petite masse fait saillie, l'arrête bientôt et en suivant cette lame il contourne, en haut et en bas, la masse auriculaire et un gros pédicule qui, partant du cœur ectopié se prolonge dans le médiastin, pédicule où l'on voit grossièrement, avant toute dissection, l'aspect de vaisseaux accolés. Cette membrane, qui est manifestement le péricarde fibreux, se continue avec la peau, au niveau d'une ligne qui borde l'orifice anormal de la paroi thoracique. En somme, cette exploration au stylet démontre que du rebord cutané part un péricarde séreux qui se réfléchit autour des gros vaisseaux constituant le pédicule du cœur ectopié. On ne peut pas contourner complètement ce pédicule : le stylet est arrêté à droite.

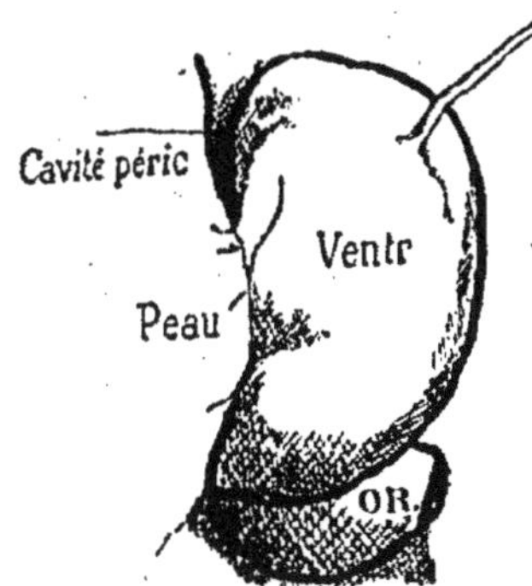

Fig. 2. — Cœur renversé à gauche. Soudure de la peau et de la masse ventriculaire. — OR. Oreillettes.

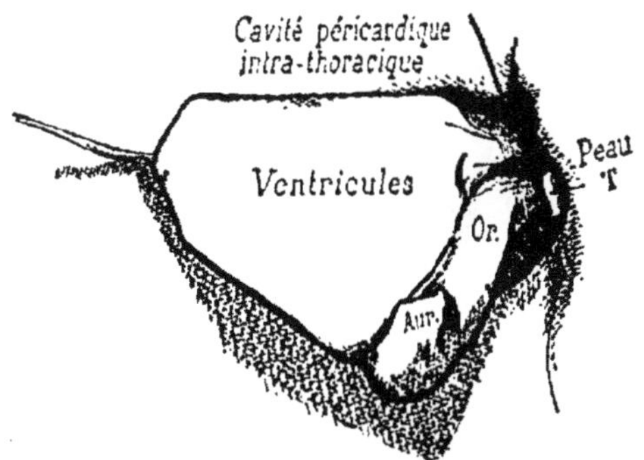

Fig. 3. — Cœur renversé à droite. — Aur. Auricule gauche. — Or. Oreillettes. — T. Petite masse qui soulève dans la profondeur le péricarde fibreux.

Les parois thoraciques latérales sont alors réséquées de chaque côté, de façon à avoir libre accès dans la plèvre. A gauche, rien d'anormal n'apparaît du côté du poumon, de la plèvre. Le poumon est excisé. Son hile est normal, constitué par une bronche, une artère et deux veines. A droite, au contraire, une disposition bizarre dont la fig. 4 rend compte, saute immédiatement aux yeux. Le cul-

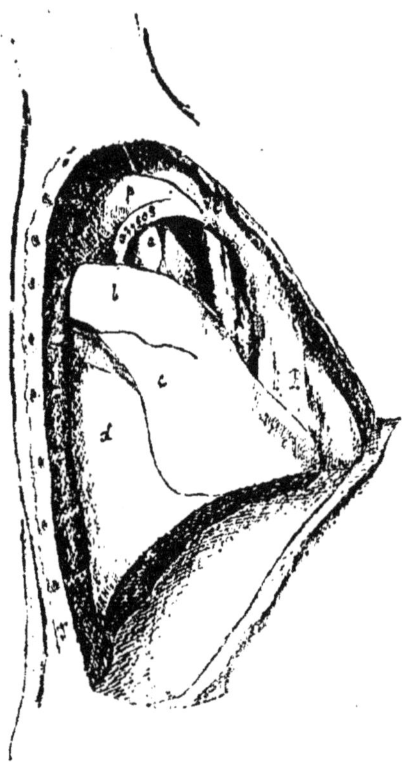

FIG. 4. — La plèvre droite. — *p*. Cloison pleurale bordée par la veine *azygos* qui va à la veine cave (*c. c.*) et s'imprime dans le poumon entre *a* et *b*. — *c. d*. Lobes moyen et inférieur. — *P*. Face droite du péricarde fibreux.

de-sac supérieur de la plèvre est divisé en deux par une cloison verticale (*p*) antéro-postérieure, à bord inférieur concave et libre. Le bord adhérent, convexe, se continue avec la plèvre pariétale : en haut, un peu au-dessous du sommet du cul-de-sac supérieur, en arrière un peu en dehors de la colonne vertébrale. Le bord libre, concave, s'imprime dans le lobe supérieur du poumon, divisé ainsi par une rainure profonde en deux lobules secondaires (*a* et *b*). Le lobule supéro-interne (*a*) s'élève, en dedans de la cloison, dans une cavité qui remonte derrière la clavicule. Les lobes moyen et inférieur (*c* et *d*) sont normaux. Le poumon est excisé, comme au côté opposé : le hile est normal.

Le poumon une fois enlevé, il est aisé de constater que le bord libre de la cloison anormale renferme un épaississement cylindrique et, après avoir enlevé par dissection la plèvre pariétale, on voit que cet épaississement se continue, le long de la colonne vertébrale et à droite d'elle, avec la grande veine azygos. La preuve en est vite donnée, en incisant la paroi vasculaire et en introduisant par là une soie de sanglier, qui pénètre jusque dans la veine cave supérieure (v. c.). En somme, il y a eu traction du cœur en avant : cette traction a retenti sur la crosse de la veine azygos dont toute l'extrémité supérieure s'est éloignée du rachis, s'imprimant sur le lobe supérieur du poumon et entraînant avec elle, en un véritable méso, la plèvre pariétale qui normalement s'applique contre la paroi costo-rachidienne.

Sur cette même figure 4, on voit qu'en arrière de l'orifice anormal de la paroi thoracique, le feuillet pleural (la plèvre médiastine antérieure droite) est soulevé en P par une saillie globuleuse. Cette saillie, molle et dépressible au toucher, est constituée par l'oreillette gauche, restée à l'intérieur de la poitrine. Il est aisé de s'en rendre compte en introduisant une sonde cannelée dans la veine cave supérieure (ou plutôt dans la jugulaire interne), et une autre dans la veine cave inférieure (ouverte dans l'abdomen, derrière le foie) Les deux stylets qui sont, comme normalement, dans le prolongement l'un de l'autre, se choquent dans l'ampoule que je viens de signaler. La plèvre étant enlevée par la dissection, je vois alors qu'une couche fibreuse, sans péricarde séreux, recouvre ces parties et se fixe, en avant, à la lèvre profonde de l'orifice sternal. C'est en somme le péricarde fibreux, adhérent comme normalement à la face postérieure de l'oreillette gauche, au niveau des deux veines caves. C'est cette adhérence qui, il y a un instant, m'empêchait de faire avec le stylet le tour complet du pédicule cardiaque. Les veines caves et leurs principaux affluents sont normaux. En haut, au-dessus du sternum et du tronc veineux brachio céphalique, au cou par conséquent, apparait un corps arrondi, d'apparence glandulaire, se prolongeant à gauche, et qui est sans doute le thymus, ainsi que, d'ailleurs, la dissection du côté gauche le démontre.

Après avoir disséqué la plèvre médiastine gauche, on voit, en arrière, le long du rachis, l'aorte et l'œsophage normaux, derrière le hile du poumon, également normal. En avant du hile du poumon, est une loge aponévrotique qui contient le thymus, situé contre

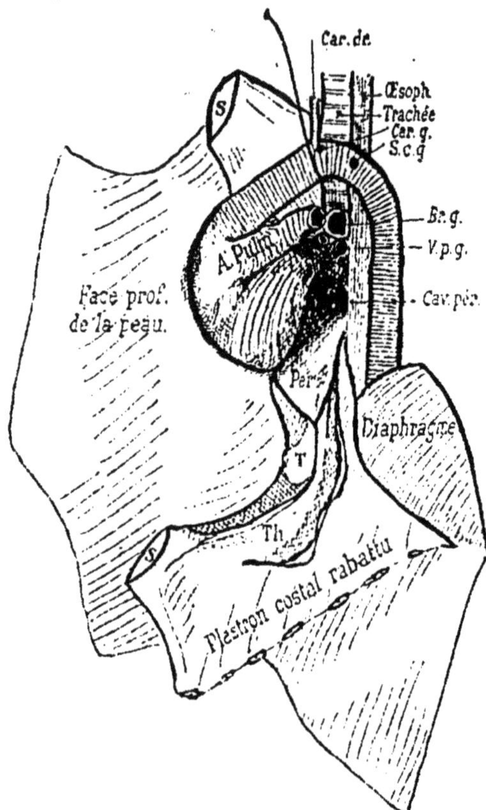

Fig. 5. — Face gauche du médiastin. — *Car. dr.* Carotide droite. — *Car. g.* et *S. c. g.* Embouchures des carotide et sous-clavière gauches. — *Br. g.* Bronche gauche. — *V. p. g.* Veines pulmonaires gauches. — *A. Pulm.* Artère pulmonaire dont l'aorte est écartée par une érigne pour montrer l'absence de canal artériel. — *Cav. pér.* Cavité péricardique. — *Per.* Péricarde fibreux sectionné à son adhérence cutanée, rabattu avec la moitié correspondante du sternum et soulevé en *T* par un paquet cellulo-adipeux (voyez T, fig. 3). — *S. S.* Surfaces de contact supérieures des deux moitiés du sternum. — *Th.* Loge du thymus.

la face gauche du péricarde. Cette loge une fois fendue latéralement de bas en haut, il est aisé de constater qu'elle se continue au cou, sans démarcation aucune, avec celle du corps thyroïde. On peut donc concevoir les choses de la manière suivante. La loge fibreuse du corps thyroïde descend, médiane, jusqu'à la fourchette sternale. Là, elle présente à droite un petit renflement horizontal, et à partir de là, elle descend à gauche du péricarde, derrière le sternum, sur presque toute sa hauteur. Le thymus s'allonge ainsi à gauche dans le thorax, et en haut il se recourbe en une sorte de crosse qui, passant au-dessus de l'aorte et en avant des carotides, va apparaître au côté droit du cou, ainsi qu'il a été dit à propos de la dissection du côté droit. Cette loge adhère un peu à la plèvre et au péricarde, dont on peut toutefois l'isoler par la dissection.

Cette dissection une fois achevée, la crosse de l'aorte apparaît, ainsi que la bifurcation de l'artère pulmonaire. Là, deux anomalies sont à signaler : 1° la sous-clavière droite naît tout à côté de la sous-clavière gauche et de là se porte à droite en passant entre l'œsophage et le rachis. Il n'y a donc pas de tronc artériel brachio-céphalique ; 2° il a été impossible malgré la plus grande attention, de trouver un canal artériel et une fois l'aorte écartée de la portion extra-péricardique de l'artère pulmonaire, je n'ai trouvé absolument aucun orifice indiquant, sur la paroi de ces vaisseaux, le point où j'aurais sectionné ou arraché ce canal.

L'insertion du péricarde sur les gros vaisseaux de la base du cœur est normale. L'enveloppe fibreuse franchit la perforation sternale et va se continuer avec la peau. Sous elle est une petite masse fibro-adipeuse, saillante à l'extérieur, qui constitue la petite élevure que j'ai signalée précédemment (fig. 3 et 5, T) et qui dès lors n'a aucune importance.

Toutes les parties étant ainsi isolées, il est aisé de voir comment est constitué l'orifice anormal de la paroi thoracique. Il est absolument médian et constitué par deux bandes cartilagineuses demi-elliptiques, larges chacune de 2 à 3 millim. Ces deux bandes se touchent en haut par une surface aplatie (en S fig. 5) au niveau de laquelle elles sont un peu mobiles l'une sur l'autre ; le scalpel ne traverse là que du tissu conjonctif assez dense. En bas, elles sont unies par l'appendice xiphoïde sur la base duquel elles se fixent. Leur bord externe reçoit, de chaque côté, les sept côtes sternales, normales. Leur bord interne, mousse, est recouvert d'un périchondre auquel adhère la ligne de jonction cutanéo-péricardique.

En résumé, donc, il y a une perforation sternale médiane tout autour de laquelle s'insère une calotte fibreuse, ouverte en avant, constituée par la partie postérieure du péricarde fibreux traversé, de la façon ordinaire, par les gros vaisseaux de la base du cœur. Par l'orifice antérieur fait issue au dehors la masse ventriculaire du cœur et l'oreillette droite avec son auricule.

Étant donnée l'absence du canal artériel, il devait exister une *malformation intra-cardiaque* permettant la circulation fœtale.

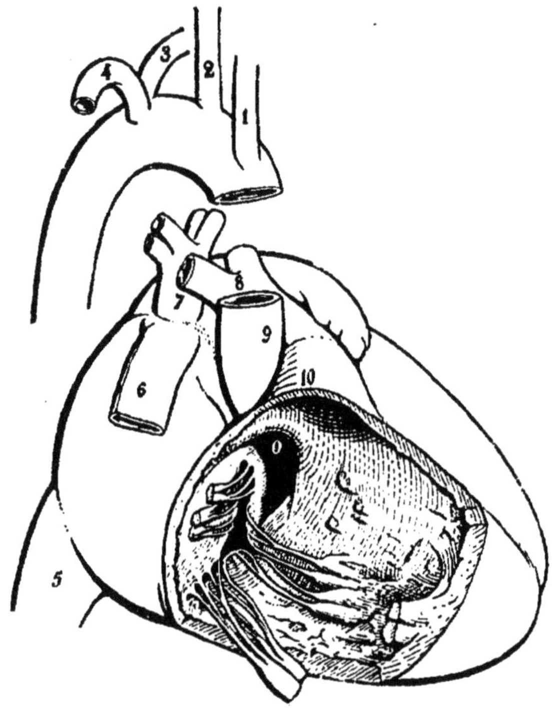

Fig. 6. (Double de grandeur naturelle.) — CŒUR ET GROS VAISSEAUX VUS DE DROITE. — Paroi antérieure du ventricule droit excisée. Quelques tendons et piliers coupés et réclinés pour montrer l'orifice O qui, à travers la cloison, fait communiquer le ventricule droit avec le ventricule gauche, proche l'orifice aortique.

1. Carotide droite. — 2. Carotide gauche. — 3. Art. sous-clavière gauche. — 4. Art. sous-clavière droite. — 5. V. cave inférieure. — 6. V. cave supérieure rabattue. — 7. Tronc commun des veines pulmonaires droites et gauches. — 8. Bifurcation de l'artère pulmonaire, sans trace de canal artériel. — 9. Origine de l'aorte. — 10. Infundibulum pulmonaire du ventricule droit.

La masse auriculaire a été fendue transversalement, sur toute l'étendue de sa face supérieure entre l'auricule droite, rudimentaire, et l'auricule gauche, bien développée. Le premier fait qui frappe est l'absence de cloison inter-auriculaire. Il n'y a pas, à vrai dire, un trou de Botal, ici la cloison est représentée par un simple bourrelet à concavité supérieure. De chaque côté apparaît un orifice auriculo-ventriculaire normal; à l'extrémité droite de la cavité de l'oreillette gauche est un orifice taillé en bec de flûte, le seul que l'on trouve dans cette oreillette. Dans cet orifice débouche un tronc commun très court, presque horizontalement dirigé vers la droite, qui réunit, deux à deux, les quatre veines pulmonaires. Dans l'oreillette gauche, les embouchures des veines caves sont normales.

Après avoir fait, à mi-hauteur à peu près, une section perpendiculaire à l'axe de la masse ventriculaire, j'ai introduit un stylet dans l'aorte et un autre dans l'artère pulmonaire; j'ai exploré de la même façon les orifices auriculo-ventriculaires et les cavités ventriculaires ouvertes par en bas. Je n'ai pas tardé à être convaincu. par le choc du stylet droit et du stylet gauche, qu'il existait une communication anormale entre les deux ventricules. La paroi antérieure du ventricule droit ayant alors été largement fenêtrée, il a été évident que cette communication s'ouvrait, en haut de la cloison interventriculaire, au-dessous des sigmoïdes, normales, entre l'infundibulum et le canal aortique, au-dessous, puis en arrière du faisceau musculaire arrondi qui représente, dans le cœur droit de l'homme, le rudiment du sphincter auriculo-ventriculaire des oiseaux. Une description plus longue serait superflue étant donné la clarté si grande de la figure 6, due, je le répète, à l'habile crayon de mon maître le professeur Farabeuf, dont les conseils m'ont guidé dans l'examen anatomique de cette perforation anormale.

II. — **Crâne et cerveau.** — Au-dessus, en arrière plutôt, du front, extrêmement fuyant, est le vertex très aplati et derrière lui une saillie arrondie à peu près médiane, grosse comme une pomme d'api. A droite en avant, et au-dessous de cette première bosselure s'insère une bride amniotique, large à cette insertion, bientôt effilée en une cordelette cylindroïde. Une seconde bosselure fait saillie en bas et en arrière de cette bride. Si l'on préfère, de la ligne médiane à la nuque la moitié droite de la région pariéto-occipitale est soulevée par une volumineuse encéphalocèle, divisée en deux bosselures secondaires par un sillon très profond dans lequel s'insère, en s'élargissant, une adhérence amniotique. Ces deux masses sont recouvertes par un tégument tendu, parsemé de quelques taches brunâtres, privé de cheveux (il en existe sur le reste de la tête). En fendant cette enveloppe, on constate qu'elle est très amincie, et il n'y a pas de démarcation apparente entre la peau et la dure-mère, atrophiées et fusionnées.

Le contenu est formé exclusivement de substance cérébrale informe. Au reste, le séjour prolongé dans l'alcool rendait la dissection du cerveau impossible. Une incision ayant cerné la base

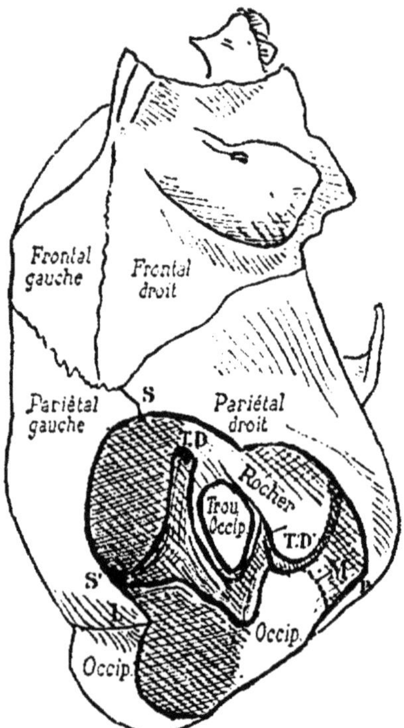

Fig. 7. — *T. D.* Trous déchirés postérieurs. — *M.* Partie mastoïdienne. — *P.* Languette du pariétal droit. — *S.* Suture lambdoïde. — *S'.* Sinus longitudinal supérieur. — *L.* Suture lambdoïde.

de cette tumeur, toute cette masse est réséquée puis le squelette crânien est préparé. L'orifice anormal est situé entre les pariétaux, qui ne se touchent plus que tout à fait en avant et se prolonge en arrière aux dépens de l'écaille de l'occipital, dont la moitié droite semble absente. Elle existe il est vrai, mais très atrophiée, réduite à une simple bandelette osseuse. Le pariétal gauche présente un bord supérieur curviligne, concave.

Je n'insisterai pas davantage sur cette description que l'examen de la figure 7 remplacera avec avantage. D'autant plus que l'interprétation embryologique du fait restant obscure il est inutile de s'appesantir sur des détails fastidieux. L'orifice anormal est-il ou non médian ? Il est difficile de prendre parti. Il y a bien un sinus veineux qui, représentant le sinus longitudinal supérieur, part de la suture sagittale (S), contourne la 1/2 circonférence gauche de l'encéphalocèle (un peu au-dessus de la base, en sorte que cette portion du canal veineux a été réséquée avec la masse anormale) et aboutit en S'. Mais ce point est situé sur le pariétal et non sur le sommet de la suture lambdoïde L. De là, le sinus descend pour arriver sur l'occiput. A partir de là, il se bifurque et la branche gauche a bien, sur l'éminence jugulaire, le trajet classique du sinus latéral, de façon à aller aboutir au trou déchiré postérieur. Puis l'obscurité recommence, pour interpréter la branche droite. Elle se termine sans doute, comme un sinus latéral normal. Mais pour en arriver là elle a eu un trajet anormal autour de la 1/2 circonférence postérieure du trou occipital. De plus, on voit s'y jeter un autre sinus volumineux, qui, venu en avant de l'extrémité postérieure du sinus caverneux traverse la fosse sphénoïdale, puis contourne la base du rocher pour aller aboutir, lui aussi, au trou déchiré postérieur droit. Y a-t-il donc eu, sous l'influence de la traction pathologique, une hernie cérébrale médiane, ayant légèrement soulevé le sinus longitudinal supérieur, puis cette hernie a-t-elle été tirée à gauche, atrophiant, déformant par cette pression la partie correspondante du squelette ? Ou bien faut il considérer ce fait comme un exemple d'orifice purement latéral ? Il serait peut être imprudent de prendre parti. Au reste ces pièces où les actions mécaniques sont intenses se prêtent mal à l'étude des arrêts de développement typiques.

III. — Bec de-lièvre. — La pièce a été déjà décrite à ce point de vue dans mon mémoire sur le bec-de-lièvre (*Annales de gynécologie*, 1887, t. II : obs. XIV). La rugination du crâne étant achevée, il y a quelques détails à ajouter. Sur la pièce purement squelettique on remarque que le canal palatin antérieur gauche est ouvert et il devient évident que la dent surnuméraire pointue que j'ai signalée de ce côté en dehors de l'incisive latérale du tubercule médian, est sur la lèvre externe de la fente osseuse et non à la racine du pédicule. Elle appartient donc à l'exognathion et dès lors c'est une seconde pièce d'incisive précanine supplémentaire. J'en ai en effet disséqué une autre (*loc. cit.* obs. XIII). A droite, le canal palatin antérieur est bien conformé, et du côté des fosses-nasales, et du côté de la voûte palatine. De plus, on voit du côté droit les deux sutures endo-mésognathique et méso-exognathique. Le fait est certain pour la suture endo-mésognathique que l'on voit, au bord alvéolaire, passer entre l'incisive moyenne et la précanine pour aller au rebord alvéolaire. La suture méso exognatique est un peu anormale car elle ne se branche pas sur la précédente, mais part de la ligne médiane à la partie postérieure du trou palatin. La suture incisive n'est donc pas ici une suture en Y, mais il y a deux lignes parallèles. Le point important est qu'à son extrémité externe cette suture aboutit entre l'incisive précanine et la canine. Ce fait a quelque intérêt à propos d'une discussion récemment soulevée par Warynski (*Arch. de Virchow*, 1888) mais je ne veux pas le commenter ici.

IV. — Muscle anormal du cou. — C'est un petit muscle médian.

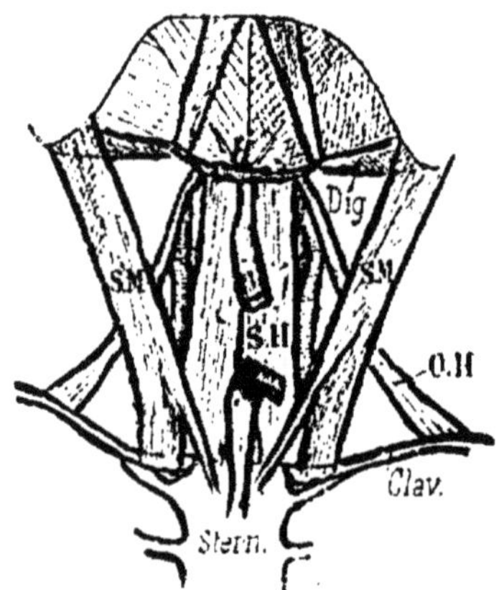

Fig. 8. — *S. M.* Sterno-mastoïdien. — *S. H.* Sterno-hyoïdien. — *O. H.* Omo-hyoïdien. — *H.* Os hyoïde. — Le muscle anormal, médian, est sectionné et le chef inférieur est un peu rabattu.

sterno-hyoïdien superficiel allant de la face antérieure du sternum, entre les deux sterno mastoïdiens, à la ligne médiane de l'hyoïde, entre les deux sterno-cleido-hyoïdiens. Je n'ai pas trouvé de faisceau semblable décrit dans le livre de Testut ; mon maître Farabeuf n'en a pas rencontré dans ces nombreuses dissections. Je me borne à enregistrer le fait (fig. 8).

II

Contribution à l'étude des luxations de l'épaule

(En collaboration avec **M. H. HARTMANN.**)

Extrait des *Bulletins de la Société anatomique*, 1890, p. 312 et 416.

1° Luxations dites incomplètes, décollements périostiques, luxations directes et luxations indirectes.

Bien que de nombreux travaux aient été publiés sur les luxations de l'épaule, il n'existe que peu d'observations de dissections exactes d'articulations luxées. A ce titre, les pièces que nous avons l'honneur de vous présenter offrent un certain intérêt, d'autant qu'on y constate quelques particularités spéciales auxquelles on n'a pas, croyons-nous, prêté jusqu'ici une attention suffisante (1).

OBS. I. — Cette pièce provient d'un malade mort à l'hôpital Lariboisière en 1887. Ce malade, entré sans connaissance et mort presque immédiatement, présentait entre autres lésions une luxation antéro-interne de l'épaule droite sur laquelle on ne fit aucune tentative de réduction. La pièce enlevée fut portée par l'un de nous à l'École pratique et disséquée en présence de notre maître, le professeur Farabeuf, qui a bien voulu nous guider de ses conseils dans l'étude que nous désirions faire des luxations de l'humérus.

L'articulation recouverte de ses parties molles présentait tous les caractères d'une luxation extra-coracoïdienne. Tête partiellement engagée sous l'apophyse coracoïde, légère rotation interne du bras, abduction légère de ce bras, etc. En l'absence de tout commémoratif, nous pensions nous trouver en présence d'une luxation récente et cherchions à déterminer, par l'étude des mouvements communiqués, les parties persistantes de la capsule, lorsque tout à coup, avec un ressaut brusque, la luxation se réduisit, pour ainsi dire spontanément. Un mouvement de rotation externe combiné à une impulsion d'arrière en avant nous permit de reproduire la luxation avec la plus grande

(1) Tous les dessins des obs. I et III sont faits d'après des esquisses que le professeur Farabeuf a bien voulu établir, depuis trois ans, au fur et à mesure de nos dissections. Ceux de l'obs. II sont d'après ceux qu'il avait, il y a plusieurs années, joints au texte de son observation. Les fig. de 8 à 11 sont la copie des planches murales dont il se sert dans ses cours pour démontrer le mécanisme des luxations par abduction.

facilité ; nous pûmes ainsi, à plusieurs reprises, faire et réduire la luxation à volonté.

Disséquant alors les parties molles qui recouvraient cette articulation, nous constatâmes l'existence d'une ecchymose dans le tissu cel-

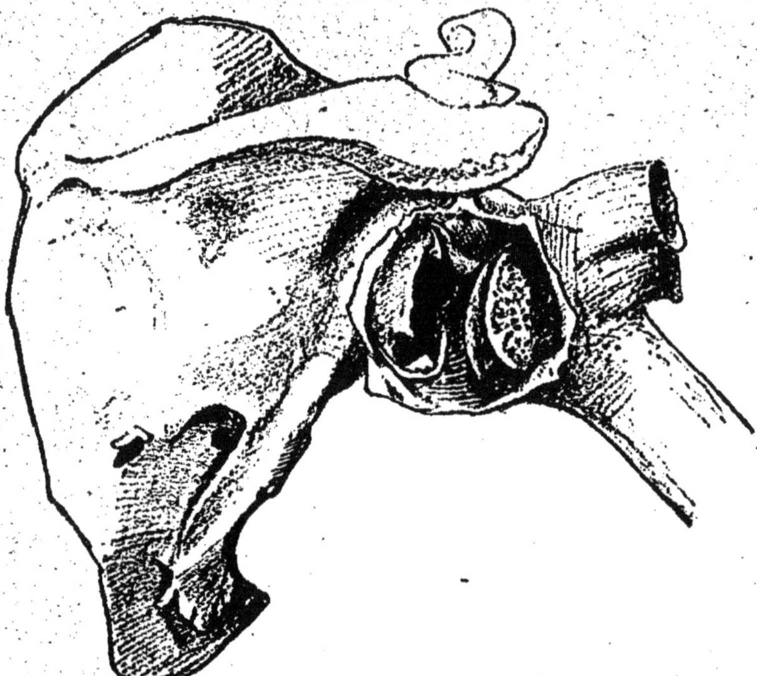

Fig. 1. — *Articulation ouverte par sa partie postérieure.* L'humérus est dans l'abduction, les surfaces articulaires sont écartées ; la partie postérieure de la capsule est réclinée en collerette, les muscles sous-épineux et petit rond sont rejetés en dehors. Par cette vaste ouverture on voit : 1° l'encoche à angle droit de la tête humérale ; 2° la glène dont le bord antéro-interne est privé de bourrelet glénoïdien ; 3° le bourrelet est rompu à son extrémité supérieure, dont on voit l'insertion continue avec le tendon du biceps et la moitié postérieure, conservée, du bourrelet ; 4° la partie inférieure du bourrelet, désinsérée, est refoulée en dedans et en avant ; un fragment osseux triangulaire, s'adaptant à une perte de substance semblable de la glène, lui adhère près de son extrémité encore insérée. Ce bourrelet désinséré forme un cordon fibreux à la limite de la capsule et d'une cavité anormale, qui s'enfonce entre le périoste décollé et la face sous-scapulaire du col de l'omoplate.

lulaire sous-deltoïdien, ecchymose sans importance et n'ayant aucun rapport avec l'articulation. Les muscles étaient bien développés et présentaient une apparence normale. Extérieurement la capsule était intacte en apparence. Un examen attentif nous permit toutefois de constater que cette capsule ne s'insérait pas exactement en dedans du rebord glénoïdien, mais qu'elle se continuait avec un plan fibreux mince qui formait une sorte de boursouflure sur la partie avoisinante de la fosse sous-scapulaire.

La dissection faite nous permettait de plus de constater d'une manière précise la situation exacte de la tête. Le bras étant mis dans la rotation interne maxima, la tête humérale est sous l'apophyse coracoïde et à son contact. Elle ne déborde qu'à peine l'aplomb du bord interne de la coracoïde. Elle est en rotation interne; son pôle regarde en dedans et en arrière tandis que la coulisse bicipitale est sous l'aplomb de la coracoïde. En outre, l'omoplate étant placée dans son attitude normale, l'axe de l'humérus s'incline notablement en arrière et un peu en dehors. Le mouvement de rotation externe s'effectue de manière à amener la coulisse bicipitale sous la coracoïde, l'inclinaison en arrière et l'abduction persistant.

Ouvrant alors l'articulation par sa partie postérieure (voy. fig. 1) nous y avons constaté une série de lésions des plus intéressantes.

La cavité glénoïde lisse, régulière, est bordée en arrière par son fibro-cartilage intact, mais tout son bord antérieur, de l'insertion du

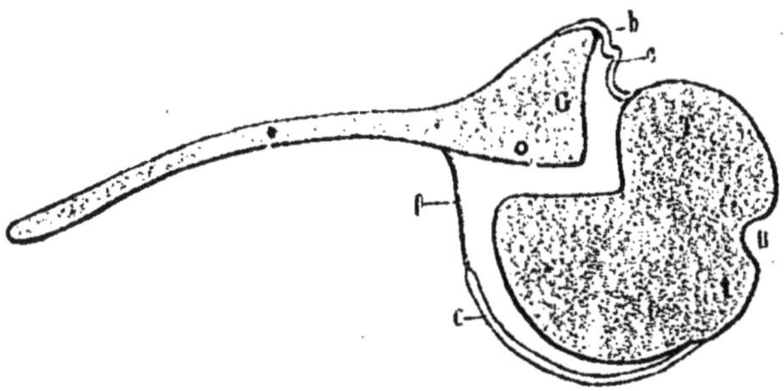

FIG. 2. — *Coupe horizontale et transversale de l'articulation luxée en attitude de rotation externe, avec léger écartement de la cavité articulaire.* Les parties teintées étant les coupes osseuses, *sur l'omoplate*, *c* lame de l'omoplate ; en regard de *o*, surface dénudée du col ; en regard de G, surface glénoïdienne. Ces deux surfaces à angle droit, s'engagent dans l'encoche de la *tête humérale* sur laquelle on voit, en T la grosse tubérosité, en *t* la petite tubérosité, en B la coulisse bicipitale. — *Capsule.* Dans cette attitude, la partie postérieure, *c*, est relâchée, elle se continue avec *b*, bourrelet glénoïdien normal. La partie postérieure, C, est en continuité avec *p*, lame périostique, beaucoup plus mince.

biceps à celle de la longue portion du triceps, en est dépourvu. Le fibro-cartilage a été complètement déchiré en haut, immédiatement en dedans de l'insertion de la longue portion du biceps ; à la partie inférieure de la glène, en dedans de la longue portion du triceps, le fibro-cartilage est aussi déchiré ; mais sa déchirure est incomplète ; la partie superficielle, conservée, est détachée du rebord glénoïdien, mais on la voit nettement se continuer sur la face interne de la capsule, entraînant avec elle un petit fragment osseux détaché de la partie inféro-interne de la glène. Dans l'intervalle de ces déchirures, le bord interne de la cavité glénoïde est un peu mousse. La cavité elle-même n'est que peu altérée, il existe un très léger dépoli de la moitié interne du cartilage qui la tapisse. Le bourrelet glénoïdien est normal dans ses parties supérieure, interne et externe.

Immédiatement en dedans de la cavité glénoïde, se continuant avec elle, on trouve sur le col de l'omoplate une surface osseuse qui, avant toute rugination, a l'aspect d'un os dépourvu de périoste. Cette surface osseuse dénudée a un contour arrondi, à concavité regardant la cavité glénoïde; elle mesure 25 millim. dans sa plus grande dimension, du rebord glénoïdien à la limite du décollement périostique.

Il n'y a à son niveau aucune trace d'usure, ni d'inflammation osseuse.

La tête humérale présente une déformation toute spéciale et des plus accentuées. Il semble qu'on ait enlevé, comme un quartier d'orange, toute la partie postérieure de cette tête, et la partie avoisinante du col anatomique. Par suite de la perte de substance se trouve formée une sorte d'angle dièdre, limité par deux plans qui se rejoignent presque à angle droit et dont l'un (du sommet de l'angle au pôle de la tête) mesure 19 millim., dont l'autre (du sommet de l'angle à la face postérieure de l'humérus) mesure 14 millim. Ces deux plans et l'angle lui-même sont limités par le tissu spongieux de l'extrémité supérieure de l'humérus, sans trace de tissu fibreux ; il semble que l'on ait là une section à la scie; le tissu est toutefois un peu plus dense que celui d'une tête humérale saine ; l'ongle et même le bistouri ne l'entament pas. Un des bords répond à une section assez nette du cartilage de la tête, vertical et nettement découpé aussi; l'autre à l'insertion du sous-épineux et du petit rond. Dans l'attitude de luxation, un des pans de l'angle dièdre répond à la moitié interne de la cavité glénoïde, l'autre à la surface scapulaire dépourvue de périoste.

La capsule scapulo-humérale est conservée, ne présente rien de particulier; on y voit l'orifice normal du sous-scapulaire, absolument distinct du décollement périostique que nous avons décrit sur la face interne du col de l'omoplate. En dedans et en avant, au lieu de s'insérer sur le bord de la glène, elle se continue avec le périoste décollé, dont l'épaisseur est notablement moindre que celle de la capsule. En aucun point la capsule n'adhère à la cavité glénoïde. Le tendon de la longue portion du biceps a conservé son aspect normal.

Notons enfin l'existence d'une fracture *post mortem* de l'apophyse coracoïde et celle d'une fracture ancienne consolidée de l'angle de l'omoplate.

Pour réduire la luxation, il faut : 1° porter le bras en abduction ; dans ce mouvement on sent une sorte de frottement osseux et après 45° il y a arrêt ; 2° faire alors une légère rotation interne ; un léger ressaut se produit, et à partir de ce moment il n'y a plus frottement osseux, mais contact doux ; 3° il suffit alors de laisser le bras s'abaisser pour voir la tête reprendre sa position normale au-dessous de la voûte acromio-coracoïdienne.

Telles sont, Messieurs, les diverses particularités de la pièce que nous avons l'honneur de vous présenter. Nous en avons donné une description complète, dont plusieurs points méritent des développements spéciaux. Aujourd'hui nous nous bornerons à attirer votre attention sur un point limité, dont ne parlent pas nos auteurs classiques, sur le *décollement périostique* que nous avons décrit sur la face sous-scapulaire du col de l'omoplate. Nous pensons en effet que, dans certaines luxations de l'épaule, ce décollement joue un rôle important.

L'étude de notre pièce, rapprochée de celle de quelques autres, nous permettra en outre, croyons-nous, d'éclaircir quelques points de la classification des luxations de l'épaule.

1° Une première question se pose : à quelle variété de luxation répond notre pièce? D'après les rapports anatomiques de la tête et de l'apophyse coracoïde, elle correspond à ce que Malgaigne appelait *luxation sous-coracoïdienne incomplète*.

Sous ce nom, J.-L. Petit, Duverney, Chopart, A. Cooper avaient déjà décrit une variété spéciale de luxation, lorsque Malgaigne, en 1835, chercha à en tracer le tableau qu'il a reproduit dans son traité magistral (1). Cette luxation est, d'après lui, caractérisée par ce fait que, « les surfaces articulaires ne sont pas tout à fait en dehors l'une de l'autre ; ....la résistance de la capsule empêche la tête de glisser en dedans et l'action des muscles lui défend de retomber dans sa cavité » (2).

L'existence de cette variété de luxation, niée dans l'antiquité par Hippocrate, contestée au début de ce siècle par Boyer, est loin d'avoir été acceptée par tout le monde, malgré l'autorité qui s'attache au nom de Malgaigne. Hamilton (3), se fondant sur la constitution anatomique de l'articulation scapulo-humérale, déclare qu'un tel accident est extrêmement improbable sinon absolument impossible (4).

M. Panas (5) d'autre part, dans son excellent article sur les luxations de l'épaule, affirme qu'expérimentalement la luxation semble *matériellement impossible* sans une expulsion

(1) MALGAIGNE. Traité des fractures et des luxations. Paris, 1855, t. II, p. 494.

(2) *Ibid.*, p. 14.

(3) HAMILTON. *Traité des fractures et luxations*, trad. Poinsot. Paris, p. 878.

(4) D'après Hamilton, la plupart des faits considérés comme des luxations incomplètes seraient dus à une rupture ou à un déplacement du tendon du biceps, permettant à la tête, attirée par les muscles capsulaires supérieurs, de se porter au contact de l'apophyse coracoïde. Ce fait serait établi par des observations de J.-B. Smith (*Amer. journ. of. med. sc.*, 1835, t. XVI, p. 219, et de Soden (*Ibid.*, p. 480).

(5) PANAS. Article Epaule du *Nouv. Dict. de méd. et chir. prat.*, t. XIII, p. 452. Paris, 1870.

totale de la tête. Aussi, sans vouloir nier complètement la luxation incomplète, pense-t-il que de nouveaux faits sont indispensables pour prouver la possibilité sur le vivant d'un genre de déplacement que l'expérimentation démontre comme à peu près impossible. Sur le cadavre on produit bien une luxation dont les signes physiques correspondent à ceux que Malgaigne attribuait à la luxation incomplète, mais on trouve alors une luxation complète que, d'après les rapports de la tête et de la coracoïde, il faut appeler *luxation extra-coracoïdienne* (Panas).

L'opinion de M. Panas est à nos yeux d'un grand poids, car l'article de cet auteur est, à notre sens, de beaucoup le meilleur sur le sujet. La partie expérimentale n'y est pas complète, c'est vrai; mais tous les faits qui y sont avancés sont exacts, ont été vérifiés par l'auteur. Nous n'avons donc pas été surpris d'arriver aux mêmes conclusions. Nous non plus, nous ne pouvons admettre l'existence de la fixité caractéristique de la luxation tant que le déplacement est incomplet. Tant que la tête, sphérique et lisse, reposera sur le rebord glénoïdien tranchant, nous ne pouvons concevoir que l'équilibre instable d'un contact tangentiel. Pour qu'il y ait fixité dans le déplacement, il faut, de toute nécessité, que le contact osseux s'accompagne d'un certain degré d'engrènement, il faut que le col anatomique vienne recevoir dans sa légère dépression le rebord glénoïdien. C'est précisément à ce moment que la luxation devient anatomiquement complète. Ces données théoriques sont confirmées par nos investigations dans les livres et dans le musée Dupuytren : nulle part nous n'avons trouvé ce fait nettement circonstancié déjà réclamé par M. Panas.

Ainsi, nous conclurons que la *luxation incomplète de l'épaule n'existe pas.* Le premier degré de la luxation antéro-interne est celui où la partie postérieure du col anatomique vient au contact du rebord glénoïdien antérieur. *Il s'agit donc là d'une luxation complète qu'il faut, avec M. Panas, appeler luxation extra-coracoïdienne.*

2° Doit-on se borner à débaptiser la luxation incomplète de Malgaigne et adopter, pour le reste, la description anatomique du maître ? Dans cette description, le fait capital est le suivant : d'après Malgaigne cette luxation se produit sans déchirure capsulaire ou avec une déchirure insuffisante pour laisser passer la tête (1). Il y aurait donc une *luxation intra-capsulaire de l'épaule.* Cette luxation existe-t-elle ? A cette question l'expérimentation doit fournir une réponse.

Il est certain que si l'on prend une articulation scapulo-humérale entièrement disséquée, après enlèvement des muscles et mise à nu de la capsule, la laxité est extrême ; en sorte qu'il est loisible de propulser en avant et en dedans la tête légèrement abaissée, et que cette tête, coiffée par la capsule non déchirée, vient faire saillie sous la coracoïde. Mais que l'on manipule une épaule dont les muscles ne soient pas disséqués et sectionnés : ce déplacement devient difficile ; que l'on s'adresse à un cadavre intact, et il devient impossible sur un sujet normal. Certes, il pourra s'observer lorsque la musculature paralysée aura permis à la capsule un allongement progressif et pathologique, dû au poids du membre. Mais à manier attentivement des articulations entourées de leur musculature normale, même quand cette musculature est privée de tonicité comme sur le cadavre, on acquiert vite cette conviction que le passage de la tête en position de luxation est impossible si la capsule reste intacte. Cette conclusion formelle, nous n'oserions l'avancer, en contradiction avec l'autorité de Malgaigne, si nous ne nous appuyions que sur notre jeune expérience : mais notre maître le professeur Farabeuf, dont chacun connaît la compétence en fait d'études articulaires, nous a maintes fois enhardis dans notre opinion. Lui non plus n'a jamais rencontré une jointure scapulo-humérale normale dont la capsule intacte permît la luxation extra-coracoïdienne. Au reste, à supposer que cette position fût pour un instant anatomiquement possible, comment pourrait-on comprendre la fixité de la tête, pour expliquer la permanence de cette luxation intra-capsulaire ? La contracture musculaire n'a qu'un temps : une fois qu'elle aura cessé, quel obstacle s'opposera à ce que le poids du membre ramène la tête en position normale ?

Malgaigne, cependant, s'appuie sur une autopsie personnelle, faite au 4e jour. Eh bien ! nous croyons pouvoir avancer que dans cette autopsie une erreur d'observation s'est glissée, et pour cette démonstration nous pensons que notre pièce I a une importance réelle.

A un examen superficiel, notre pièce en imposerait aisément pour une luxation intra-capsulaire. En arrière, aucune solution

(1) MALGAIGNE. *Loc. cit.*, p. 495.

de continuité n'apparaît; et en avant on croirait presque qu'il en est de même. Vue de face, après réduction de la luxation, la capsule ne présente rien ou presque rien d'anormal ; comme d'ordinaire elle se continue avec le périoste de la fosse sous-scapulaire. Mais reproduisons la luxation : immédiatement nous voyons la capsule bomber d'une manière anormale au niveau du col de l'omoplate ; et si alors nous pratiquons une fente à la partie postérieure de cette capsule pour examiner l'intérieur de la jointure, nous constatons qu'à l'apparence d'intégrité extérieure correspond en réalité un délabrement intérieur manifeste.

Le bourrelet glénoïdien, déchiré en haut, adhérent en bas à un petit fragment osseux, est désinséré tout le long du bord antérieur de la glène. Sa désinsertion s'est accompagnée d'un décollement du périoste avoisinant, et c'est sous ce périoste décollé, entre sa face profonde et l'os dénudé, que s'est logée la tête humérale. Mais la capsule, à la face externe, se continue directement avec ce périoste, de sorte que nulle part la tête n'apparaît à nu. C'est sans doute en raison de cette apparence que, en l'absence d'une perforation extérieure, on a cru à la possibilité d'une luxation intra-articulaire. Mais en fait la tête est absolument hors de la capsule. Au lieu de sortir par une boutonnière exclusivement fibreuse, elle a fait irruption par une boutonnière ostéo-fibreuse, entre le bourrelet glénoïdien et le rebord osseux de la glène ; au lieu d'être à découvert sous les muscles, la tête est restée cachée sous le périoste.

C'est probablement à des faits de cette ordre que Malgaigne a eu affaire lorsqu'il a décrit sa luxation sous-coracoïdienne incomplète sans déchirure capsulaire. Regardez la fig. 1 de la planche XIX de l'Atlas de ce maître : c'est un des rares cas disséqués de luxation sous-coracoïdienne incomplète récente. On n'y voit qu'une petite déchirure capsulaire par laquelle la tête n'a certainement pas passé (1). Par cette ouverture, nous dit le texte, on apercevait une esquille détachée du rebord glénoïdien antérieur et un caillot sanguin. Il semblerait de plus, à en juger par un soulèvement insolite, que la capsule s'insérât non pas au bord glénoïdien, mais à 15 ou 20 millim. plus loin, au col de l'omoplate. Ce dessin, qui n'a été ni fait ni même surveillé par un ana-

(1) Cette déchirure, d'après le texte (*loc. cit.*, t. II, p. 56), avait 45 millim. ; et d'après le dessin ce chiffre semble plutôt supérieur à la réalité.

tomiste, est à bien des points de vue défectueux, et il ne met pas en relief des particularités qui eussent été intéressantes. Mais son auteur, qui a représenté sans raisonner ce qu'il voyait sans comprendre, a montré devant le col de l'omoplate, la luxation une fois réduite, la boursouflure périostique, indice du décollement sous-jacent.

Tandis qu'en France l'autorité de Malgaigne rendait classique la luxation intra-capsulaire, en Allemagne on adoptait une idée de Roser sur la luxation récidivante de l'épaule. Pour ce chirurgien, la luxation récidivante résulterait d'une largeur anormale de la communication de la bourse séreuse du sous-scapulaire avec la cavité articulaire: par cet orifice exagéré la tête s'échapperait. Sous peu, nous reviendrons sur les luxations récidivantes. Aujourd'hui nous nous contenterons de dire que, dans certains cas tout au moins, cette prétendue bourse du sous-scapulaire n'est qu'une poche due à un décollement périostique. La thèse d'un élève de Volkmann, L. Popke (1) nous en fournit la preuve. Son obs. II est un cas de résection de la tête humérale pratiquée par Volkmann pour une luxation sous-coracoïdienne récidivante. Nous lisons (p. 3) la description suivante :

« Tout d'abord, on ne trouva pas de déchirure capsulaire et il fallut inciser cette capsule selon le mode classique. La tête présente en arrière une perte de substance... D'autre part, il y a des modifications très remarquables de la cavité glénoïde. Celle-ci n'est pas, comme normalement, ovoïde à grosse extrémité inférieure, mais elle est à peu près ovale, ce qui tient à ce qu'en bas un fragment a été détaché de son bord antérieur. La preuve en est que dans toute l'étendue de cette perte de substance la capsule est arrachée du rebord cartilagineux, *d'où une fente qui conduit dans la bourse du sous-scapulaire.* Le bord capsulaire de cette fente est épais et sur lui s'insère, quelque peu pédiculisé, un fragment ostéo-cartilagineux... que l'on ne peut considérer que comme le fragment très atrophié, arraché avec la capsule de la cavité glénoïde. »

Déjà à la lecture on s'étonne de cette bourse du sous-scapulaire s'ouvrant à la partie inférieure de l'articulation. On est plus surpris encore quand on voit la figure V dessinée

(1) L. POPKE. Zur Casuistik und Therapie der inveterirten und habituellen Schulterluxationen. *Inaug. Dissert.* Halle, 1882.

par l'auteur. Non seulement l'ouverture de cette bourse (a) est en bas, mais elle est entre le rebord fracturé et les restes de la capsule contenant le fragment osseux (F) et non point entre le muscle et la face externe de cette capsule. Nous croyons pouvoir affirmer que tout autre doit être l'interprétation : au bourrelet glénoïdien désinséré adhère le fragment osseux, exactement comme dans notre pièce I, et l'orifice

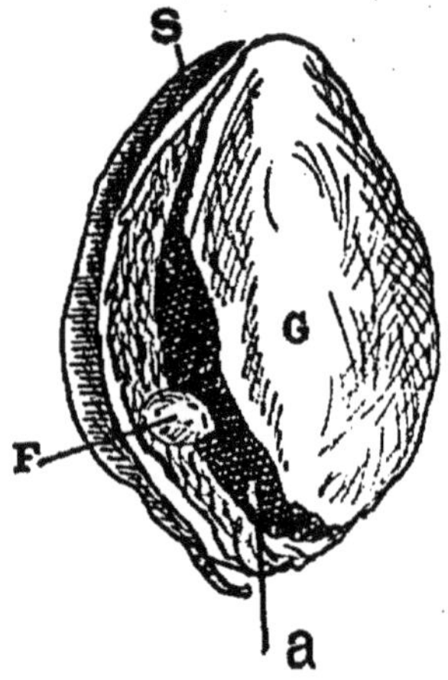

FIG. 3. — Reproduction de la fig. V. de POPKE.

Légende de l'auteur : S, muscle sous-scapulaire ; F, fragment osseux adhérent à des restes de la capsule ; G, cavité glénoïde ; *a*, orifice anormalement large de la bourse séreuse du sous-scapulaire.

D'après nous : S, muscle sous-scapulaire ; F, fragment osseux du bord glénoïdien fracturé adhérent au bourrelet glénoïdien désinséré : *a*, entrée de la poche formée par le décollement périostique. (Voy sur la fig. 5 entre *cp* et *gh*, la boutonnière du sous-scapulaire.)

situé entre ce bourrelet glénoïdien et l'os conduit non point dans la bourse séreuse du sous-scapulaire, mais dans un décollement périostique. Pour plus de clarté, nous avons cru devoir reproduire la figure de Popke, avec les deux légendes, la sienne et la nôtre.

D'autres auteurs ont, du reste, noté d'une manière expresse l'existence de ce décollement périostique.

Frederic S. Eve (1), sur une pièce de luxation probable-

(1) F. S. EVE, A case of subcoracoïd dislocation of the humerus, *Med. chir. trans.*, London, 1880, t. LXIII, p. 317. Pour Eve, il s'agissait d'un cas récent. L'absence de tout commémoratif, les lésions observées nous

ment extra-coracoïdienne du musée de Saint-Bartholomew's Hospital, mentionne d'une manière explicite l'intégrité apparente de la capsule qui, décollée du bord antérieur de la cavité glénoïde, était restée en continuité avec le périoste, lui aussi décollé sur une petite étendue, de la partie avoisinante du scapulum.

M. Ch. Nélaton nous a dit avoir vu le décollement périostique sur la face antérieure du col scapulaire au cours d'une arthrotomie qu'il a entreprise pour une luxation extra-coracoïdienne ancienne et récidivante.

Au reste, nous avons pu constater le décollement périostique sur des pièces déposées au musée Dupuytren et que nous avons pu examiner de près grâce à l'obligeance de M. Gombault. Il va sans dire que nous n'avons pas tenu compte des pièces sèches, mais que nous ne parlerons ici que des pièces conservées dans le liquide.

Sur la pièce 723 A, déposée par Denonvilliers, on voit un fragment détaché de la partie inféro-interne du bord glénoïdien antérieur et adhérent par son extrémité inférieure avec le bourrelet glénoïdien ; à ce niveau, le bourrelet glénoïdien est déchiré ; d'autre part il est désinséré, du triceps au biceps, tout le long du bord glénoïdien antérieur. Il existe un décollement périostique d'une petite étendue sur la face sous-scapulaire du col de l'omoplate, le long de ce bord glénoïdien (1).

Le même décollement périostique peut exister dans certaines *luxations postérieures*. Nous n'en voulons pour preuve qu'une pièce présentée par M. Périer (2) à la Société de chirurgie sous le titre *luxation sous-acromiale*, récidivante, *incomplète*, se produisant « *dans une capsule intacte* ». Nous avons examiné cette pièce, déposée au musée Dupuytren sous le n° 731 F, et nous avons pu constater qu'en arrière du bord glénoïdien postérieur existe un décollement périostique large de 7 millim. ; ce décollement est limité, vers le col

autorisent à émettre un doute et à supposer qu'il s'agissait peut-être d'une luxation récidivante accompagnée de lésions de contusion récente de l'épaule.

(1) L'observation, reproduite dans le *Catalogue du musée* (t. III, p. 134) dit qu'il s'agit là d'une luxation sous-coracoïdienne partiellement réduite. On peut, croyons-nous, émettre des doutes à cet égard. La luxation était le résultat d'une cause directe, comme les luxations extra-coracoïdiennes en général (voyez PANAS, *loc. cit.*) ; il avait été impossible de sentir la tête dans l'aisselle, fait rare dans les sous-coracoïdiennes proprement dites. Quoi qu'il en soit du diagnostic, le fait anatomique de l'arrachement du bourrelet glénoïdien avec décollement périostique est indéniable.

(2) PÉRIER. *Bull. et mém. de la Société de chir.*, Paris, 1878, nouv. série, t. IV, p. 112.

de l'omoplate, par un contrefort osseux, lui aussi large de 7 millim., résultant probablement de l'ossification de la face profonde du périoste décollé. C'est à lui que s'insère la capsule réputée intacte.

De l'exposé de ces différents faits, nous pouvons conclure que : *dans un certain nombre de luxations très proches, antérieures ou postérieures, dites à tort incomplètes et avec intégrité de la capsule, il existe un décollement périostique sous lequel se déplace la tête.*

3° Ce décollement périostique est-il la caractéristique de ces luxations très proches ? Leur est-il réservé ? L'examen des faits nous permet de répondre négativement à cette question. Nous vous communiquons, en effet, deux observations inédites, l'une de notre maître le professeur Farabeuf, l'autre qui nous est personnelle. Ces pièces, toutes deux recueillies sans renseignements cliniques, sur des cadavres de l'École pratique, sont relatives à une sous-coracoïdienne et à une intracoracoïdienne.

Nous ferons remarquer que dans la description de M. Farabeuf l'existence d'un décollement périostique n'est pas explicitement notée ; mais elle ressort avec évidence de la description, prise sans aucune idée préconçue, et des dessins qui l'accompagnent. L'intégrité de la capsule, la désinsertion scapulaire du ligament pré-gléno-sous-huméral rappellent trop bien la première pièce que nous vous avons présentée pour que nous ayons le moindre doute à cet égard. Nous ajouterons d'ailleurs que notre maître Farabeuf, après avoir vu nos deux autres pièces et avoir commenté à nouveau son texte et ses dessins personnels, s'est rallié complètement à notre interprétation.

Obs. II. (Farabeuf.) — *Ancienne luxation sous-coracoïdienne droite.* — Toute la rotation possible est de 45°, et elle va de 10° en dehors à 35° en dedans. Dans l'extrême rotation en dehors, le bord postérieur de la grosse tubérosité touche la glène qui le reçoit ; la gouttière bicipitale est juste sous le bec coracoïdien. Dans l'extrême rotation en dedans, la coulisse bicipitale est à un travers de pouce en dedans de la coracoïde ; les deux portions du biceps se croisent, et il y a entre le bord postérieur de la glène et celui de la grosse tubérosité une distance et un creux (voy. fig. 4).

Les nerfs et vaisseaux placés en dedans de la tête ne sont distendus que par l'abduction, qui s'étend environ à 60°. Le coude peut toucher le flanc dans l'adduction extrême.

Les muscles rotateurs externes sont intacts, comme la capsule sous-jacente. De même, les parties supérieure et inférieure de la capsule. Le tendon du biceps est sain et lisse.

La tête humérale est creusée, au niveau de la partie postérieure du col anatomique, et répond par sa joue postérieure à la face sous-scapulaire du col de l'omoplate, au droit et au-dessous de la glène. Dans le sillon érodé aux dépens du bord postérieur du col anatomique, est reçu le bord antérieur, érodé, de la glène (voy. fig. 6).

Il y a quelques adhérences nouvelles de l'humérus à la cavité glénoïde, près du bord postérieur, et aussi aux parties fibreuses antérieures. Mais en disséquant, on voit que les ligaments coraco et

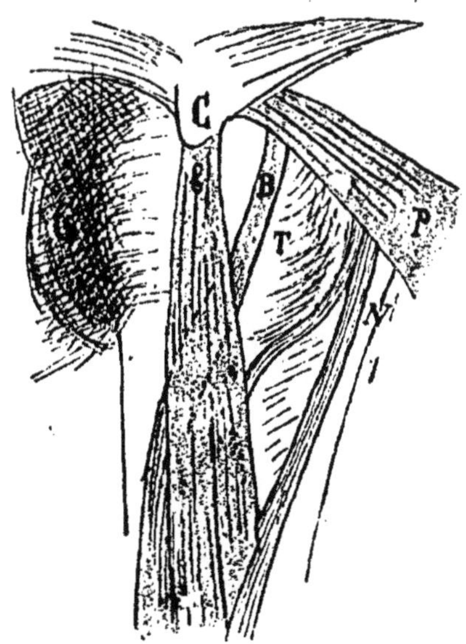

FIG. 4. — Articulation non ouverte, en rotation interne maxima. Une teinte sur les muscles ; p, petit pectoral ; B, long chef du biceps, b, faisceau coraco-bicipital. En N, cordons nerveux, C, apophyse coracoïde. A travers les parties fibreuses, on voit le contour de la tête en T ; G, la dépression de la cavité glénoïde deshabitée.

gléno-sus-huméraux n'ont pas été rompus, non plus que le sus-gléno-pré-huméral, magnifiquement conservé. *Quant au pré-gléno-sous-huméral, il est visiblement désinséré du bord antérieur de la glène, car c'est en avant que la rupture paraît s'être faite.*

L'articulation ayant été ouverte en arrière et mise dans une forte rotation en dedans, *on aperçoit en N la vue de la surface néarthrodiale scapulaire à travers le trou de la capsule* (voy. fig. 5). Cette surface néarthrodiale est représentée, pour ses rapports avec l'ancienne glène, sur la fig. 5.

La tête n'était pas sortie de la capsule.

Le bord inférieur du sous-scapulaire a vraisemblablement été déchiré. Des obstacles fibreux, de nouvelle formation, auraient pu empêcher la réduction, difficile à maintenir, à cause de l'érosion du bord glénoïdien antérieur.

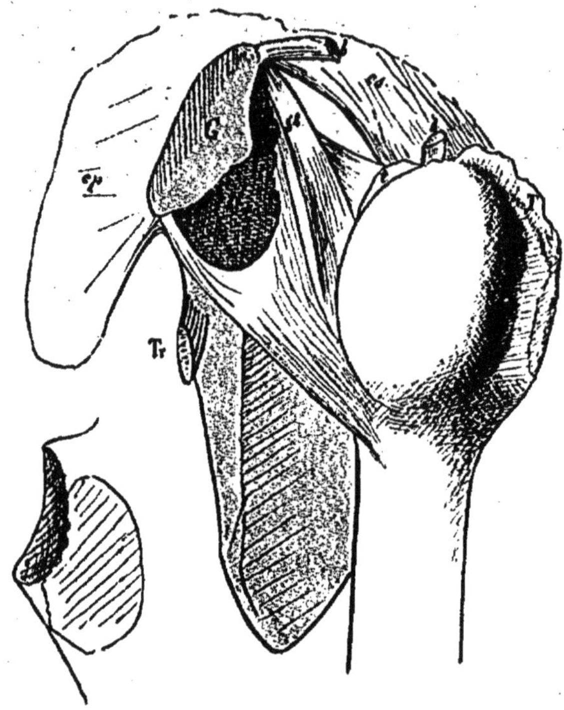

Fig. 5. — *Articulation ouverte en arrière. Humérus écarté en dedans.* L'omoplate (glène G et corps) est marquée d'une teinte ; en *Tr*, insertion tricipitale ; *Cp*, partie postérieure de la capsule réclinée en collerette ; *C. s*, partie supérieure, conservée, de la capsule ; *gh*, ligament sus-gléno-pré-huméral ; entre *cs* et *gh*, boutonnière du sous-scapulaire que l'on y voit venir s'insérer à *t*, petite tubérosité.
En T, grosse tubérosité ; N, orifice de la cavité accessoire ; *bb*, tendon du biceps, sectionné.
La petite figure montre, sur la face antérieure du col scapulaire, la partie dénudée qui constituait la nouvelle surface articulaire.

(Ce texte est exactement celui que M. Farabeuf a rédigé, autour de ses dessins, il y a plusieurs années. On remarquera les parties que nous avons soulignées en italique.)

OBS. III (PERSONNELLE). — Pièce recueillie en 1887, sur le cadavre d'un homme âgé, destiné aux exercices de médecine opératoire.

Renseignements cliniques nuls.

L'état pathologique de l'épaule n'a été reconnu par l'élève qu'après amputation du bras, en sorte que, en l'absence de la palette humérale, l'étendue exacte des mouvements de rotation n'a pas pu être notée; de même pour l'attitude moyenne du membre. Le seul fait certain est que le bras pouvait pendre à peu près verticalement, le long du tronc.

L'humérus étant au maximum possible de rotation externe, la coulisse bicipitale est sous le bec de la coracoïde; cette apophyse n'est pas fracturée. Là, on sent une résistance invincible, sans doute produite par l'appui de deux surfaces osseuses l'une contre l'autre. Dans la rotation interne maxima, la coulisse bicipitale est à 3 centim. en dedans de la coracoïde. Le mouvement de rotation interne est arrêté par une résistance un peu élastique, due plutôt à des brides fibro-ligamenteuses qu'à un contact osseux.

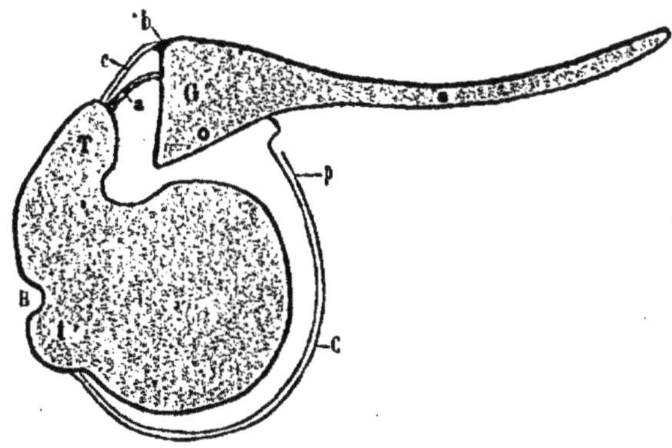

FIG. 6. — *Coupe horizontale et transversale de l'articulation luxée.* Même position et mêmes lettres que sur la fig. 2. En *a*, adhérence néoformée entre la grosse tubérosité humérale et la partie postérieure de l'ancienne glène.

A la palpation à travers les parties molles, on constate que la petite tubérosité ne semble pas déformée. La grosse tubérosité, au contraire, l'est manifestement. Elle est élargie et de plus dans les plans musculo-fibreux qui sont en dehors d'elle on sent des fragments osseux mobiles.

Les muscles péri-articulaires sont alors disséqués. Tous présentent des stries graisseuses très prononcées; ils sont pâles et atrophiés. Ils ne sont pas déchirés. Ceux de la grosse tubérosité ne sont pas désinsérés, sauf quelques faisceaux, peu importants, qui se fixent à deux petits fragments non consolidés.

Le sous-scapulaire est soulevé par la tête humérale déplacée, mais il n'est pas perforé par elle.

Ce dernier muscle est sectionné verticalement, à 5 ou 6 centim. en dedans de la tête déplacée, puis il est désinséré de la fosse sous-scapulaire et rabattu de dedans en dehors. Cette dissection, très facile, peut être poussée jusque près de la tête. Sous le muscle on voit ainsi, en dedans et en avant d'un épaulement osseux qui limite la cavité de réception de la néarthrose, un plan fibreux capsulaire avec lequel, près de la tête, se confondent des fibres tendineuses parfaitement reconnaissables. Une lame musculaire s'insère dans l'angle compris entre la fosse sous-scapulaire et l'épaulement qui forme le bord interne de la cavité nouvelle. Cette lame se recourbe pour contourner cet épaulement, puis la partie externe de la tête.

Les muscles de la grosse tubérosité avant d'arriver à l'os se fixent à une lame fibreuse peu épaisse, à peu près parallèle au plan de l'ancienne cavité glénoïde, dans laquelle on peut placer la pulpe de l'index en arrière de la tête déplacée.

La tête humérale est alors sectionnée par un trait de scie vertical, passant contre le bord interne de la coulisse bicipitale.

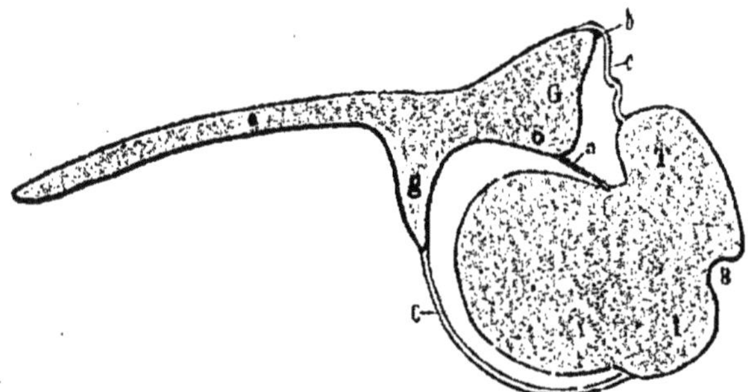

Fig. 7. — *Coupe horizontale et transversale de l'articulation luxée.* Même position, mêmes lettres et même légende que pour la fig. 2. En outre, sur *l'omoplate* on voit en *g* l'épaulement dû à l'ossification de la lame périostique décollée ; de son angle à *t*, petite tubérosité humérale, s'étend C partie antéro-interne de la capsule, non déchirée et refoulée en dedans. En *a*, adhérence néoformée séparant la nouvelle cavité articulaire des restes de l'ancienne.

La partie interne de la tête est restée assez régulièrement sphérique. Mais son cartilage est un peu mamelonné et sur lui s'insèrent plusieurs brides plates, courtes, assez larges mais minces, qui de là vont à la capsule. Après section de ces adhérences, la face intérieure de la partie interne de la capsule est libre et on constate que le plan fibreux va du bord interne, soulevé en épaulement, de la nouvelle glénoïde, au col anatomique de la tête. Ce plan capsulaire, à la partie antérieure duquel s'insère, en dehors, le tendon sous-scapulaire, est régulièrement rectangulaire. Ses bords supérieur et inférieur ont la hauteur de la nouvelle glène, hauteur qui est à peu près celle de l'ancienne cavité. Les bords supérieur et inférieur sont nets ; ils sont longés par des lames fibreuses bien moins épaisses, que le doigt peut déchirer. L'épaisseur de ce plan et sa résistance sont considérables ;

son aspect est absolument celui de la partie antérieure de la capsule d'une articulation scapulo-humérale normale, au-dessous de la boutonnière du sous-scapulaire, et cet aspect fait contraste avec celui des parties avoisinantes, formées de tissu fibreux non feutré, beaucoup moins dense, ayant l'apparence d'adhérences inflammatoires et non de faisceaux ligamenteux.

Cet aspect de tissu fibreux de nouvelle formation est celui d'une lame qui limite en dehors la néarthrose et qui s'insère verticalement entre la nouvelle glène et l'ancienne, sur le versant sous-scapulaire de l'angle antéro-interne de l'ancienne. La cavité nouvelle, en effet, est entièrement indépendante de l'ancienne. De cette ligne, la lame que nous venons de mentionner se porte au col anatomique, contre la grosse tubérosité.

Des formations analogues existent en haut et en bas. Ainsi se trouve limitée la néarthrose. Quant à la cavité de réception qui s'est constituée sur le col de l'omoplate et sur la partie la plus externe de la fosse sous-scapulaire, elle est en dehors à peu près de niveau avec le plan osseux normal ; mais en dedans peu à peu elle s'élève en s'incurvant, d'où du côté de l'articulation une légère concavité, et vers la fosse sous-scapulaire un angle dièdre formé par l'épaulement que nous avons déjà mentionné.

La forme et les dimensions de cette cavité sont les suivantes :

La largeur totale de la partie du bord interne de l'ancienne glène est de 42 millim. Sa hauteur est de 37 millim. Son bord interne est à peu près de niveau avec celui de l'ancienne glène. Il surplombe de 20 millim. le plan de la fosse sous-scapulaire. Si on mesure du bord de la glène au point où la nouvelle cavité cesse d'être de niveau avec le plan primitif de la fosse sous-scapulaire, au point où commence, par conséquent, l'épaulement néoformé, on trouve 21 millim. de large, exactement comme de là au bord libre de l'épaulement.

Voici maintenant l'état de l'articulation ancienne. Tout d'abord, en prenant le tendon de la longue portion du biceps au-dessous de la coulisse bicipitale, et en tirant sur lui, on constate qu'il est libre dans cette coulisse au-dessus de laquelle, dans une gangue fibreuse où les ligaments anciens sont devenus méconnaissables, on sent se tendre une corde qui se dirige vers le sommet de la glénoïde. En suivant cette corde par la dissection, on vérifie son intégrité et celle de son insertion scapulaire.

La cavité glénoïde est comblée par un tissu cellulaire assez lâche. Son plan n'adhère pas à la partie postérieure de la capsule, tendue parallèlement à lui. Sur son bord postérieur, le bourrelet glénoïdien est conservé. Il n'en est pas de même sur le bord antérieur. Là, il n'y a ni bourrelet, ni périoste et après dissection du tissu conjonctif de nouvelle formation, on voit un bord osseux émoussé, un peu mamelonné et rugueux, tout à fait dénudé, sur l'étendue de deux ou trois millimètres sur chacun de ses versants. C'est du versant antéro-interne, à la limite de la partie mamelonnée, que part la lame fibreuse néoformée qui sépare la néarthrose des vestiges de l'articulation ancienne.

Il persiste jusqu'à un certain point une articulation entre l'humérus et l'ancienne cavité glénoïde. Cette articulation a lieu entre le bord antéro-interne de la glénoïde et la grosse tubérosité humérale. Cette articulation n'est pas directe, mais entre les surfaces osseuses il y a des plans fibreux néoformés. Mais l'engrènement des surfaces articulaires a lieu, grâce à la disposition suivante : le col huméral, au niveau de la grosse tubérosité, est usé, de façon à présenter la forme d'un angle dièdre, à peu près droit, dont un des plans est formé aux dépens de la grosse tubérosité. Du côté de l'autre plan, la tête humérale est un peu aplatie, mais elle est tapissée de cartilage, et c'est à peu près dans l'arête de cet angle (vers la tête toutefois, et non vers la tubérosité) que s'insère la lame fibreuse venue du bord antéro-interne de la glène.

Si on veut, après les descriptions détaillées qui précèdent, prendre une idée générale de la pièce, on peut admettre le schéma suivant :

Il y a une luxation complète et la tête, qui a subi une légère rotation en dedans, répond tout entière à une surface située sur le col de l'omoplate et un peu vers la fosse sous-scapulaire proprement dite. Là s'est formée une nouvelle glène, fortement surélevée sur le plan de la fosse sous-scapulaire. En ce point, la tête est contenue dans une capsule qui du pourtour de cette glène va au col anatomique et qui en dedans a les caractères de la capsule ancienne.

La tête étant ainsi déplacée, le col anatomique, au niveau de la grosse tubérosité, répondait primitivement au bord antérieur de l'ancienne glenoïde. Là s'est creusé, par frottement, un angle à peu près droit qui, vu l'éloignement de la tête, a rongé surtout la grosse tubérosité et n'a produit qu'un aplatissement médiocre de la tête restée recouverte de cartilage.

Entre ces deux articulations est une lame fibreuse, néoformée, allant du bord antérieur de l'ancienne glénoïde (versant sous-scapulaire) au col anatomique.

Mais nous avons dit que sur le bord postérieur de l'ancienne glénoïde il y a un bourrelet glénoïdien ; qu'il n'y en a pas trace sur le bord antérieur, dénudé. Dès lors ne pouvons nous pas admettre que la luxation s'est produite avec décollement du bourrelet puis du périoste? Prenons notre pièce précédente, et supposons que la tête ait été un peu plus loin : le quartier d'orange s'enlèvera par usure sur la grosse tubérosité à peu près seule et non sur la tête en même temps. Puis, que le périoste décollé s'ossifie, comme il en a le droit : nous aurons une surface osseuse néoformée concave, moulée sur la tête, sur le bord interne de laquelle s'insérera une lame qui de là ira au col anatomique et recevra les insertions du sous-scapulaire. Ce sera la partie antérieure, refoulée en dedans, de l'ancienne capsule. Les caractères de la lame fibreuse que nous avons décrite cadrent bien avec cette hypothèse. Pour que la preuve fût parfaite, il faudrait que parallèlement au bord interne de la nouvelle glène nous eussions trouvé des rudiments manifestes du bourrelet glénoïdien. Cet élément nous fait défaut, mais sur une luxation manifestement très ancienne, il ne faut pas nous en étonner.

Parmi les faits déjà publiés, nous en avons trouvé un de M. Vedrènes (1), qui a présenté à la *Société de chirurgie* une pièce de *luxation sous-coracoïdienne* sur laquelle il a fait

(1) VEDRÈNES. *Bull. et mém. de la Soc. de chir.* Paris, 1878, nouv. sér., t. IV, p. 679. La phrase en italiques est en italiques dans le texte. Mais il n'y a pas de description plus circonstanciée et l'auteur n'en tire aucune déduction.

remarquer, outre une fracture du sommet du trochiter et l'intégrité de la longue portion du biceps, « *la déchirure de la capsule à son insertion sur le bord interne de la cavité glénoïde et le décollement du périoste dans une étendue de 2 cent. environ*. Il existe toutefois encore adhérent un très petit faisceau de fibres un peu au-dessous de la partie moyenne de ce bord ».

Nous terminerons en mentionnant la pièce déposée par Malgaigne au musée Dupuytren, sous le n° 723 B. C'est une sous-coracoïdienne et nous y avons vu un décollement périostique. D'autre part, il existe une fracture de la glène ; le trait est parallèle au grand axe de la cavité dont la partie restante n'a plus que 16 millim. dans son plus grand diamètre transversal. Le fragment détaché a été entraîné en dedans et c'est sans doute lui qui, soudé à la limite du col de l'omoplate, constitue une sorte de contrefort limitant en dedans la néo-articulation, dont le fond est dépourvu de périoste et de tout vestige de tissu fibreux (1).

4° Nous voilà donc en possession d'une série de pièces où nous voyons un décollement périostique dans des luxations extra-, sous et intra-coracoïdiennes, dans une luxation sous-acromiale dite incomplète.

Faisons abstraction, pour le moment, de cette luxation postérieure et analysons les luxations antérieures. Nous croyons que ces luxations antérieures à décollement périostique ont entre elles un certain air de famille, qu'elles appartiennent à une série dont nous allons essayer de déterminer les autres caractéristiques.

Nous avons 9 pièces qui sont les suivantes :

Hartmann et Broca...	1 extra-coracoïdienne.
	2 intra-coracoïdienne.
Farabeuf..	3 sous-coracoïdienne.
Malgaigne	4 extra-coracoïdienne. (traité et atlas).
	5 sous-coracoïdienne (musée Dupuytren 723 B).

(1) Sur cette même pièce existe une fracture de l'apophyse coracoïde à sa partie moyenne. La description du *Catalogue* (t. III, p. 135) ne mentionne pas de décollement périostique. Il en est d'ailleurs ainsi pour les diverses pièces du même musée que nous avons signalées dans ce mémoire.

Denonvilliers.........	6 extra-coracoïdienne probable (musée Dupuytren 723 A).
Popke................	7 extra-coracoïdienne probable, récidivante.
Eve..................	8 sous-coracoïdienne.
Védrènes.............	9 sous-coracoïdienne.

Or dans ces observations nous notons cinq fois sur neuf des fractures de l'omoplate, portant soit sur la glène seule (Hartmann et Broca, obs I; Malgaigne, extra-coracoïdienne; Popke), soit sur la glène et l'apophyse coracoïde (Malgaigne, musée Dupuytren; Denonvilliers, musée Dupuytren). D'autre part, si l'on en croyait Eve, on devrait considérer sa pièce comme un exemple de luxation récente, et par cause directe puisque, le blessé ayant été tamponné par un train, le muscle deltoïde était réduit en bouillie. Mais, nous y reviendrons dans une communication ultérieure, nous pensons qu'il s'agissait d'une luxation ancienne récidivante, et, quoique l'hypothèse d'Eve aille bien avec l'opinion que nous allons soutenir, nous ne nous appuierons pas sur ce fait (1).

Nous croyons, en effet, que ces luxations à décollement périostique sont des luxations par cause directe, et nous en donnons comme preuve la fréquence de la fracture glénoïdienne. Le choc, appliqué sur la tête, fait d'abord, dans ces cas, éclater le rebord glénoïdien et ainsi se trouve décollée une certaine étendue du bourrelet glénoïdien, auquel adhère le fragment osseux. Si la violence continue à agir, le décollement s'étend plus loin, le bourrelet se rompt en un point variable, le périoste se décolle et la tête luxée se loge sous lui ou bien le déchire. Expérimentalement, nous avons

(1) Inversement l'observation de M. Vedrènes sera peut-être invoquée comme un exemple de luxation indirecte, puisqu'elle est probablement due à une chute sur le coude, en position d'abduction instinctive, ainsi qu'en témoigne une plaie contuse à la face interne de cette région. Mais nous ferons observer qu'au point de vue mécanique rien ne prouve, en l'absence de détails circonstanciés, que la violence ait agi par abduction. Or dans une chute sur le coude, la tige humérale rigide peut très bien transmettre directement la violence à la tête refoulée contre la capsule et la glène et on devra avoir de la sorte une luxation anatomiquement directe, c'est-à-dire dans laquelle il ne s'agit pas d'un mouvement forcé, avec action de levier.

obtenu, sans fractures, quelques résultats intéressants et nous vous présentons une pièce de ce genre.

Prenez une articulation scapulo-humérale disséquée ; par la fente du sous-scapulaire introduisez un scalpel et sectionnez en haut, transversalement, le bourrelet glénoïdien dont vous amorcerez ensuite le décollement par un trait de pointe vertical, à sa jonction avec le cartilage glénoïdien. Mettez maintenant l'humérus en rotation externe, puis, l'omoplate étant fixée, frappez de dehors en dedans sur la grosse tubérosité humérale, vous produirez ainsi une luxation à décollement périostique : suivant l'intensité du choc, elle sera extra, sous ou intra-coracoïdienne, et dans un cas comme dans l'autre on croirait volontiers, si on n'examinait l'intérieur de la jointure, que la capsule n'est pas rompue.

Ainsi dans ces luxations, assez analogues comme mécanisme aux *luxations médio-glénoïdiennes*, que M. Panas a étudiées expérimentalement, il y a propulsion directe de la tête contre la partie qui cède. C'est là un mécanisme bien différent de celui des *luxations indirectes*, par mouvement forcé, dont notre maître Farabeuf nous a, dans ses cours, bien démontré le mécanisme.

Ce mécanisme, le voici en quelques mots.

Dans tout mouvement de l'épaule, une partie de la capsule se tend, du côté opposé au sens où se porte le bras. C'est elle qui limite ainsi le mouvement ; et contre elle vient faire effort la tête humérale qui, comme dans un levier du 1er genre, se déplace en sens inverse du coude. Par suite des dispositions anatomiques normales (résistance des parties capsulaires supérieures, muscles capsulaires, voûte acromio-coracoïdienne, existence du tronc qui empêche l'adduction exagérée), les luxations indirectes ne se produisent guère que dans l'abduction ou élévation du bras. Dans ce mouvement, c'est la région inférieure de la capsule qui se tend : si la violence est suffisante elle se rompra et la tête se luxera. Ainsi, toute luxation par élévation est primitivement une luxation en bas, une luxation *sous-glénoïdienne*. La luxation sous-glénoïdienne proprement dite est cependant rare, et voici pourquoi.

Supposons que le bras soit attiré violemment dans l'abduction pure, sans rotation : c'est exactement en bas que se fera la rupture et la partie externe (devenue supérieure) du col anatomique arrivera au contact de l'extrémité inférieure de la glène, au-dessus du tendon du triceps. Que maintenant la violence cesse d'agir : le poids du membre tendra à abaisser le coude et dès lors à faire remonter la tête en position normale. Mais le rebord glénoïdien est engrené dans la rainure du col huméral : voilà un point d'appui. En outre, à ce col s'insère la partie restante de la capsule — partie supérieure avec les ligaments de renforcement et les muscles et sous-épineux — qui va, dit Farabeuf, jouer le rôle de *bande d'arrêt* : cette partie restante de la capsule constitue la résistance du levier, si le contact osseux en est l'appui et si le poids du membre en est la force. Or une résistance ligamenteuse ne cède point, elle devient à vrai dire un second point d'appui : et chacun sait qu'un levier à deux points d'appui devient une barre fixe (fig. 8).

Mais en pratique l'abduction pure est rare : rare sera donc aussi la déchirure exactement inférieure et par conséquent l'engrènement du col dans l'axe vertical de la glène. Presque toujours à l'abduction se joindra un peu de rotation, soit interne et alors la rupture sera inféro-postérieure ; soit externe et alors la rupture sera inféro-antérieure. Le cas de beaucoup le plus habituel est celui de la rotation externe ; en pareille circonstance la tête presse un peu en avant et non pas directement en bas. Aussi ne trouve-t-elle pas immédiatement un appui dans la verticale et, suivant que la bande d'arrêt sera plus ou moins intacte et résistante, elle remontera moins ou plus haut le long de la glène et se portera moins ou plus loin en dedans vers la fosse sous-scapulaire. De là, l'expérimentation ne laisse aucun doute à ce sujet, des luxations sous et intra-coracoïdiennes qui dérivent de la sous-glénoïdienne.

Nous avons résumé cet enseignement du professeur Farabeuf pour bien faire voir que dans les luxations indirectes l'anatomie et la physiologie pathologiques sont directement régies par l'anatomie et la physiologie normales. Avec ces violences d'intensité relativement médiocre, les renforcements ligamenteux jouent un rôle de premier ordre ; tout comme à la hanche Bigelow a fait voir que le ligament de Bertin commande à toute l'histoire des luxations régulières. De même à l'épaule pour les *luxations régulières*, c'est-à-dire par abduction, nous devons tenir compte avant tout des renforcements sus-gléno-sus-huméral et sus-gléno-pré-huméral.

La question change de face pour les luxations directes. Une violence intense, appliquée directement, triomphera soit du ligament, soit de l'os sur lequel il s'insère et la rupture aura lieu directement au niveau du point d'application de la force. C'est ainsi, nous l'avons déjà signalé, que M. Panas, expérimentant de façon à produire des luxations avant tout

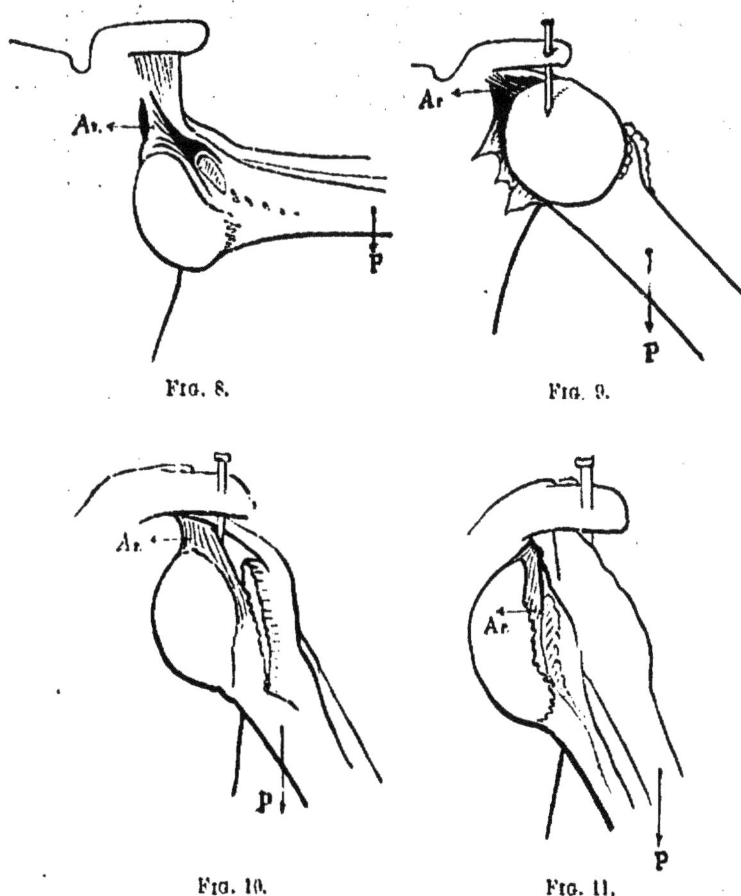

Fig. 8. Fig. 9.

Fig. 10. Fig. 11.

Figures montrant la progression des luxations antéro-internes par sous-glénoïdienne modifiée. Le point d'appui du levier, non visible, est au contact osseux. En P agit la pesanteur ; en Ar la bande d'arrêt, c'est-à-dire la portion conservée de la partie supérieure de la capsule. Les insertions musculaires (sous scapulaire) et la coulisse bicipitale, permettent de se rendre compte du degré de rotation. Fig. 8, sous-glénoïdienne pure ; Fig. 9 et 10, degrés de la sous-coracoïdienne ; Fig. 11, intra-coracoïdienne.

directes, a soutenu avec raison que ces luxations sont primitivement *médio-glénoïdiennes*, antérieures ou postérieures. A côté de ces luxations qu'il a décrites, nous croyons avoir établi qu'il en existe une variété proche parente, elle aussi médio-glénoïdienne mais où, le choc appliquant la tête contre la glène plus que contre la capsule, le déplacement se fait à la faveur d'un décollement capsulo-périostique et non d'une déchirure capsulaire proprement dite. De là deux types assez réguliers dans ces *luxations*, que nous appellerions *irrégulières* si nous voulions employer pour l'épaule des dénominations semblables à celles de Bigelow pour la hanche.

CONCLUSIONS. — Nous croyons pouvoir résumer dans les conclusions suivantes les principales notions que nous avons cherché à établir.

1° Il n'existe actuellement, à notre connaissance, aucun exemple probant de luxation incomplète de l'épaule.

2° Les luxations dites à tort incomplètes, ne sont que des luxations complètes très proches.

3° Le déplacement de la tête dans une capsule en apparence intacte s'explique par la déchirure et la désinsertion d'une partie du bourrelet glénoïdien et le décollement périostique concomitant.

4° Ce décollement périostique, tout en s'observant dans des variétés très diverses de luxations (L. extra, sous et intra-coracoïdiennes, L. sous-acromiales), semble lié à un type spécial de luxation, la luxation par cause directe. Il ne s'observe pas dans la luxation régulière de l'épaule, qui est liée aux mouvements forcés de l'articulation.

2° Luxations anciennes, luxations récidivantes.

Il y a un mois (1), nous avons eu l'honneur de vous présenter une série de pièces qui nous ont, croyons-nous, permis d'établir que les luxations dites incomplètes n'étaient que des luxations complètes très proches, dans lesquelles la tête se déplaçait sans perforer la capsule, grâce à un décollement capsulo-périostique au voisinage de la glène. Nous avons ajouté que, dans la majorité des cas, ces lésions reconnaissaient pour cause un traumatisme direct.

Nous désirons revenir aujourd'hui sur quelques points spéciaux, mentionnés incidemment dans la description des pièces que nous vous avons montrées, et donner quelques détails :

1° Sur les déformations osseuses dans les luxations anciennes de l'épaule;

2° Sur les luxations récidivantes de l'épaule.

I. — DÉFORMATIONS OSSEUSES DANS LES LUXATIONS ANCIENNES DE L'ÉPAULE

A. *Déformations de la tête humérale.* — Lorsqu'on étudie une série de luxations anciennes de l'épaule, on voit que, dans la presque totalité des cas, la tête humérale a perdu sa configuration régulière. Les déformations qu'elle présente sont variées; il en est qui dépendent de processus inflammatoires, hyperostoses, boursouflures, etc., rappelant les lésions de l'arthrite sèche. Nous ne nous y arrêterons pas, mais nous désirons appeler votre attention sur *un sillon* plus ou moins profondément creusé sur la tête humérale, sillon très fréquent, signalé du reste par de nombreux auteurs.

Ce sillon, vous pouvez le voir sur toutes les pièces que

(1) Voyez plus haut, p. 17.

nous vous présentons (1). Ses dimensions sont très variables : ici c'est une simple dépression, là une large perte de substance comprenant une bonne partie de la tête humérale.

Tantôt il est limité par deux plans de tissu spongieux, se rejoignant à angle droit et semblant taillés à la scie (obs. I) ; tantôt, fait habituel, il est constitué par une sorte de rigole assez régulière ; tantôt, fait rare, il est recouvert de tissu fibreux (2).

Son siège est en rapport avec la situation de la tête déplacée : il répond au bord glénoïdien. Dans les luxations antéro-internes, il occupe la partie postéro-externe de la tête ; dans les luxations postérieures, sa partie antéro-interne (3) ; dans une pièce de sous-glénoïdienne ancienne (4) nous n'avons pas vu à proprement parler de sillon, mais il existait sur la partie supérieure et externe du col anatomique une dépression répondant à l'extrémité inférieure de la cavité glénoïde.

Ce rapport constant du sillon avec le rebord de la glène fait immédiatement supposer qu'il se constitue par usure sous l'influence des frottements et des pressions qui s'exercent en ce point dans la néarthrose (5).

L'étude précise de sa configuration et de son siège montre qu'il en est bien ainsi. Répondant très exactement au rebord glénoïdien, ce sillon a une situation variable avec celle de la tête ; débutant toujours au niveau du col anatomique, — les luxations étant, comme nous vous l'avons démontré, toujours complètes — il empiète plus ou moins sur la lèvre interne ou sur la lèvre externe de ce col. Dans les luxations proches, extra-coracoïdiennes, l'humérus n'est que peu ou pas en rotation, le rebord glénoïdien antérieur a son tranchant dirigé

(1) Outre nos 3 pièces inédites (voy. p. 315, 325 et 327) nous avons présenté les pièces suivantes du musée Dupuytren : 722, 723, 723 a, 725 b, 725, 726, 726 a, 727, 727 a, 727 b, 728 et 731.

(2) Pièce de Périer. *Bull.* et *Mém. Soc. chir.*, Paris, 1878, p. 113, et musée Dupuytren, pièce n° 731 *f*.

(3) Pièce de Périer, musée Dupuytren.

(4) Pièce 722 du musée Dupuytren. Cette pièce est étiquetée : luxation sous-coracoïdienne. Il suffit de la regarder (de près car elle est montée en mauvaise direction) pour se convaincre que c'est une sous-glénoïdienne, avec bras à angle droit.

(5) C'est là un fait connu du reste depuis longtemps. Malgaigne (*Traité des fractures et des luxations*, Paris, 1855, T. II, p. 44), à propos des déformations des surfaces articulaires dans les luxations anciennes, y voyait « des excavations qui reconnaissent pour cause essentielle la pression et l'atrophie locale qui en est la suite ».

vers la tête; c'est aux dépens de celle-ci que le sillon se creuse presque exclusivement (1). Lorsque le déplacement augmente, que la luxation d'extra-coracoïdienne devient intra-coracoïdienne, par suite d'un double mouvement de transport en totalité et de rotation de plus en plus interne de l'humérus, le rebord glénoïdien se met de plus en plus en rapport avec les tubérosités. Aussi voyons-nous dans la luxation sous-coracoïdienne le col à peu près également usé sur ses deux lèvres (2); dans l'intra-coracoïdienne un sillon creusé surtout aux dépens des tubérosités et laissant la tête intacte (3).

La présence du sillon que nous venons de décrire, est à peu près constante dans les luxations anciennes de l'épaule. Sur 14 pièces que nous avons pu examiner, une seule fois l'empreinte manquait : c'était dans une luxation sous-claviculaire (4) avec forte rotation interne. L'absence de dépression s'expliquait par ce fait que tout rapport avait cessé entre le col anatomique et le rebord glénoïdien.

Un fait semble donc acquis par l'examen des pièces pathologiques, c'est que dans les luxations anciennes de l'épaule il existe, sur l'extrémité supérieure de l'humérus, une dépression répondant au point comprimé par le rebord glénoïdien ; dès lors que penser de l'opinion de ceux qui ont voulu voir dans ce sillon la trace d'une fracture incomplète de l'humérus ? Cette opinion a cependant été soutenue dans divers pays, en Allemagne par Cramer et Küster, en Angleterre par Eve, en Amérique par Stimson (5). Rien ne la confirme. Dans les luxations récentes que nous avons pu examiner il n'y avait pas trace de sillon (6). Dans les anciennes où l'on a constaté un sillon, on n'a jamais trouvé le fragment correspondant à la perte de substance. Aussi lorsque Küster présenta sa pièce au Congrès des chirurgiens allemands (7), Riedinger (de Würzbourg) lui objecta qu'à son sens il s'agissait d'une usure par pression constante; et sa seule réponse fut que chaque fois, et la récidive ayant eu lieu cinq fois, la tête n'était restée que peu de temps déplacée.

(1) Voir obs. I, fig. 1 et 2, et pièce 723 a du musée Dupuytren.
(2) Obs. II, fig. 6, pièces 723 b et 726 du musée Dupuytren.
(3) Obs. III, fig. 7, pièces 725, 727, 728 du musée Dupuytren.
(4) Pièce 738 du musée Dupuytren.
(5) *A treatise on dislocations*. London, 1888, p. 214.
(6) Voir les pièces 731, 731 a, 727 a du musée Dupuytren.
(7) *Centr. f. Chir.*, 1882, n° spécial du compte rendu, p. 73.

Cramer (1), il est vrai, dit avoir trouvé le fragment osseux qui ferait la preuve. Mais, en analysant de près sa relation, nous y lisons que ce fragment ostéo-cartilagineux prétendu huméral est appendu par un tractus fibreux long de deux centimètres au bord postérieur de la cavité glénoïde. Joignons à cela qu'au moment de l'arthrotomie pour résection Cramer affirme : « Il n'y avait ni élargissement de la capsule, ni déchirure pas ou insuffisamment cicatrisée, quoique la dernière luxation n'eût eu lieu que 10 jours auparavant ». Aussi croyons-nous pouvoir conclure à une luxation proche à décollement périostique et à fracture glénoïdienne partielle, à peu près identique à notre obs. I.

Nous ne nierons pas, toutefois, que la tête humérale, fortement choquée par une violence directe contre le rebord glénoïdien, ne puisse se trouver ainsi fracturée. Qu'il y ait même ainsi des fractures à fragments, nous sommes loin de le contester : mais ce sont là des faits très différents de ceux que nous étudions en ce moment. Nous dirons seulement quelques mots d'une variété spéciale de fractures que l'on pourrait appeler *fractures par infraction*. Dans cette variété, la lame compacte, mince, tapissée de cartilage, qui revêt la sphère spongieuse de la tête humérale, est déprimée angulairement, enfoncée dans les trabécules spongieuses sans présenter elle-même de solution de continuité. Nous vous présentons une pièce, déposée par Malgaigne au musée Dupuytren, où cette disposition est des plus nettes. Il y a sur la tête, en pleine surface cartilagineuse, un sillon angulaire assez profond : s'il était formé par usure, il proviendrait sûrement d'une luxation incomplète. Mais il suffit de le comparer à ceux que nous vous présentions il y a un instant pour demeurer convaincu que l'usure n'a rien à y voir. Dans les précédents, en effet, la coque de tissu compact s'arrêtait sur les bords du sillon, au niveau duquel on ne trouvait que du tissu spongieux, usé et condensé. Ici, au contraire, vous pouvez constater que la coque compacte descend ininterrompue dans l'angle dièdre dont elle tapisse les deux plans.

Cette pièce de Malgaine, que nous n'avons trouvée que ces jours derniers, nous a éclairés sur l'observation de Eve (2), observation à propos de laquelle nous avions fait des ré-

(1) CRAMER. Resection der Oberarmkopfe wegen habitueller Luxation *Berl. klin. Woch.*, 1882, n° 2, p. 21.
(2) *Med. chir. trans.*, London, 1880, t. LXIII, p. 317.

serves. Nous vous avions dit (1) que l'interprétation de Eve nous semblait douteuse. Nous nous refusions à attribuer à une luxation récente cette tête humérale creusée d'un sillon; nous ne pouvions accorder à Eve qu'il y eût là comme un début de fracture du col; d'autant mieux que le dessin, dont l'exactitude, nous l'avouons, nous semblait sujette à caution, nous montrait cette dépression en pleine tête cartilagineuse et non sur le col. Mieux instruits aujourd'hui, nous constatons que ce dessin reproduit à peu près identiquement ce que nous voyons sur la pièce de Malgaigne. Nous ne nous étonnerons donc plus de l'absence de fragment, car c'est une fracture par dépression; nous admettrons d'autre part que cette lésion est une conséquence immédiate de l'accident auquel le blessé a succombé en quelques heures; nous tiendrons enfin compte de la contusion deltoïdienne intense décrite par Eve: et nous compterons une luxation de plus par cause directe parmi les luxations à décollement périostique.

Cette dépression, créée immédiatement par la violence extérieure en pleine tête cartilagineuse doit nous rendre moins absolus dans notre négation de la luxation incomplète. Le rebord glénoïdien s'imprime violemment dans la tête avant que celle-ci n'ait perdu tout contact avec elle, et l'encoche une fois créée, nous concevons l'engrénement osseux sans lequel la fixité nous paraissait impossible: ce sillon artificiel remplace le cran d'arrêt constitué habituellement par le col huméral. La luxation incomplète peut donc exister, mais en tous cas elle est d'une rareté extrême, comme la fracture par infraction qui seule la rend possible.

B. *Formation de la nouvelle glénoïde.* — Lorsque la tête humérale luxée et non réduite reste au contact du col de l'omoplate ou d'une partie voisine du corps, elle ne tarde pas à jouer dans une cavité glénoïde néoformée. On a beaucoup discuté pour savoir si cette cavité se creusait par usure ou si au contraire un plateau osseux néoformé s'adjoignait à la surface devenue articulaire, plateau surélevé principalement sur ses bords. Ces discussions se trouvent résumées dans l'ouvrage de Malgaigne (2). Cet auteur conclut nettement à l'existence fréquente d'un processus néoformateur, et il a indiscutablement raison. Mais d'où vient cette néoformation

(1) Voyez plus haut, p. 36.
(2) *Loc. cit.*, p. 44.

osseuse ? A notre sens, dans bien des cas l'épaulement osseux que l'on voit surplomber le niveau scapulaire normal, est dû à l'ossification du périoste décollé. Cette explication n'a rien que de très naturel, et elle a été récemment fournie par Delbet pour les ossifications périphériques des vieilles luxations du coude (1). Nous en donnerons, pour le cas particulier qui nous occupe, une preuve géométrique. Soit une luxation à décollement périostique : il est évident que la distance entre la limite du décollement et le rebord glénoïdien doit être égale à la distance de cette même limite au point où le périoste se continue avec la capsule. Cette partie fibreuse est concave vers la tête humérale sur laquelle elle se moule. Supposons-la ossifiée : elle constituera un arc osseux dont la longueur sera celle de la partie périostique primitive. Or précisément sur notre pièce III, après section horizontale de l'omoplate au niveau de la cavité glénoïde, nous avons marqué le point au niveau duquel la nouvelle glénoïde s'élève au-dessus du plan de la fosse sous-scapulaire primitive et nous avons pris les distances de ce point au bord glénoïdien d'une part, au bord de l'épaulement d'autre part : ces deux distances sont égales, toutes deux de 21 millimètres. De même sur la pièce de M. Périer, la hauteur du contrefort osseux néoformé est précisément égale à la distance qu'il y a de ce contrefort au bord glénoïdien postérieur (7 millim.).

Nous sommes loin d'en conclure que c'est là la seule cause de néoformation osseuse au niveau de la nouvelle glénoïde, mais nous croyons avoir démontré que c'est une des causes de ces néoformations.

II. — LUXATIONS RÉCIDIVANTES

La question des luxations récidivantes de l'épaule a suscité, en Allemagne surtout, de nombreux mémoires. Les principaux sont les suivants :

Roser fut un des premiers, sinon le premier, à s'en occuper et, à la fin d'un travail sur l'anatomie pathologique des luxations de l'épaule, il émet la proposition suivante, sans l'étayer d'ailleurs d'aucune dissection, ni d'aucune preuve : « Il est très fréquent que la bourse séreuse du sous-scapulaire communique avec l'articulation ; quand cette communication est large, les luxations, et surtout leurs récidives, peuvent

(1) *Bull. Soc. anat.*, 1890, p. 83.

s'expliquer par la simple contraction musculaire (1) ». Malgré quelques objections de Hueter cette doctrine fut admise, et nous avons même montré comment cette sorte d'article de foi a conduit Popke à interpréter un dessin exact d'une manière étrangement fantaisiste (2).

Malgaigne, de son côté, pensait que les récidives multiples des luxations étaient dues à ce que « les bords de la déchirure capsulaire se cicatrisent spontanément et laissent une ouverture toujours béante, par laquelle l'os se luxe avec une déplorable facilité » (3).

L'opinion de Jœssel est fort analogue ; elle diffère surtout de celle de Malgaigne par le mode d'expression. Pour Jœssel, il faut incriminer une exagération anormale et persistante de la cavité articulaire et il spécifie que la capsule est agrandie par une lésion spéciale : les muscles de la grosse tubérosité sont arrachés de leur insertion et ne se sont pas resoudés à l'os ; mais ces muscles limitent l'excursion de la tête sur la glénoïde ; une fois qu'ils sont désinsérés, le deltoïde seul soutient le bras. Or Duchenne a fait voir que par la faradisation isolée du deltoïde la tête tend à se mettre en subluxation en bas (4). Cette doctrine est à peu près complètement adoptée par Lœbker, d'après qui le rôle primordial, fondamental, revient à cet élargissement capsulaire : plus tard intervient une lésion secondaire sur laquelle personne n'avait insisté avant lui, que Jœssel ne mentionne même pas, un sillon formé par usure sur la tête humérale (5).

Cette opinion nous semble la bonne, en principe tout au moins, car il y a un détail auquel nous ne saurions souscrire. Accordons à Jœssel que dans toutes ses pièces, bien décrites par lui, l'arrachement tubérositaire existe : dans notre obs. I il n'existait certainement pas, et pourtant la luxation était anatomiquement récidivante. Donc, cet arrachement n'est pas la condition *sine quâ non* de la luxation récidivante. Mais nous pensons, avec Volkmann, qu'il faut attribuer un rôle important aux fractures concomitantes du

(1) Roser. Ueber die pathologische Anatomie der Oberamluxationen. *Arch. f. phys. Heilk.*, 1842, t. I, p. 401 ; voy. p. 420.

(2) Voy., p. 26, fig. 3.

(3) *Loc. cit.*, p. 175.

(4) Jœssel. Ueber die Recidive der Humerusluxationen. *Deut. Zeit. f. Chir.*, 1880, t. XIII, p. 167.

(5) H. Lœbker. Einige Präparate von habitueller Schulterluxation, *communic. au cong. des chir. all.*, publié dans *Arch. f. Chir.*, 1886, t. XXXIV, p. 658.

rebord glénoïdien, d'autant mieux que les luxations de ce genre sont précisément des luxations à décollement périostique, que sous ce décollement peut persister, si des récidives précoces s'opposent au recollement, une poche anormale toujours prête à recevoir la tête si un mouvement un peu exagéré lui fait franchir le rebord glénoïdien. A notre sens, les luxations récidivantes doivent être fréquemment des luxations à décollement périostique (1). Le fait est certain pour notre pièce I, pour la pièce de Périer, pour le fait de Popke; nous avons dit qu'il est au moins probable pour celui de Cramer. Nous ajouterons que la tendance à devenir récidivante est particulièrement marquée dans les luxations par contraction musculaire que se font les épileptiques. Or nous constatons que ces luxations sont soit antérieures et alors extra-coracoïdiennes; soit postérieures, et alors sous-acromiales. C'est dire qu'elles sont, en avant comme en arrière, médio-glénoïdiennes de la variété proche; qu'elles sont dès lors à rapprocher des luxations traumatiques directes, et qu'elles s'accompagnent peut-être souvent d'un décollement périostique, comme le prouvent les observations de Popke, de Cramer, etc.

(1) Ces jours derniers Schüller (*Mercredi médical*, Paris, 16 juillet 1890, p. 342) disait que les luxations récidivantes étaient dues aux fractures glénoïdiennes, quand on n'immobilise par la jointure jusqu'à ce que les fragments soient consolidés.

III

Trois cas d'imperforation anale opérés avec succès.

J'ai eu l'occasion dans le courant des mois derniers, d'ouvrir trois fois au périnée l'ampoule rectale imperforée et je vais relater simplement ces trois observations, en faisant remarquer que la première est relative à un enfant né avant terme, à 7 mois. Il était chétif et je n'augurais rien de bon : néanmoins j'ai opéré, l'intervention a été, il est vrai, très aisée, et le succès a été complet. Dans mon obs. III les conditions étaient analogues. Localement, les choses ont été parfaitement, mais je crains, vu l'état général à ma dernière visite, que l'enfant n'ait ensuite succombé.

Obs. I. — J'ai été appelé d'urgence, le 29 septembre à 6 heures du soir, auprès d'un enfant qu'on venait d'apporter à l'hôpital des Enfants, dans le service de M. de St-Germain. Le père a 23 ans et n'accuse aucun antécédent morbide. La mère, âgée également de 23 ans, en est à son premier enfant, elle est bien conformée et a eu 12 frères et sœurs très bien conformés, dont 5 sont morts, adolescents, de maladies accidentelles diverses. Réglée à 18 ans, elle a commencé à avoir des relations sexuelles il y a 9 mois ; ses dernières règles sont du 25 février, ce qui était leur époque normale. Depuis ce moment jusqu'en juillet, elle a eu de petites pertes sanguines à intervalles irréguliers et rapprochés. Sauf cela, sa grossesse s'est bien comportée. L'accouchement avant terme a eu lieu sans cause connue. Il a été facile.

Aucun des parents ne semble syphilitique. L'enfant a été apporté à l'hôpital par son père le jour même de sa naissance. C'est une fille, petite, chétive (elle n'a pas été pesée), bien conformée de partout sauf de la région anale. Là, derrière une vulve bien conformée, il n'y a pas trace d'anus. Mais l'écartement entre les ischions et la pointe du sacrum a les dimensions voulues; de plus, quand l'enfant crie je sens nettement une poussée entre ces trois saillies osseuses. Sauf la débilité due à la naissance prématurée, l'état général est bon. Pas de vomissements, pas de ballonnement du ventre.

L'opération est donc faite séance tenante. J'incise sur la ligne médiane, de la fourchette au coccyx et après avoir traversé la peau et une couche cellulaire où, autant qu'on en peut juger à la lumière du gaz, je ne vois pas de fibres musculaires du sphincter externe, j'aperçois un cylindre blanc rosé, peu dilaté, à parois musculaires et assez épaisses, ressemblant au rectum. Je l'incise au bistouri et il en sort, en effet, des gaz et du méconium. J'ai très aisément attiré à la peau cette ampoule rectale peu dilatée et je l'y ai suturée au crin de Florence. L'opération a duré environ 10 minutes, a été à peu près exsangue, et pendant son cours je n'ai pas vu le péritoine. Pansement boriqué.

Fidèle à sa promesse, le père m'a donné des nouvelles de mon opérée en date du 8 octobre : elle allait fort bien. On l'élevait à la cuillère — la mère ne pouvant nourrir — avec du lait de vache, qu'elle digérait fort bien. La région était pansée avec des compresses trempées dans l'eau boriquée à 4 0/0.

Le 11 octobre, la mère m'a apporté l'enfant et j'ai enlevé les fils. La réunion immédiate était parfaite, et par l'anus fonctionnant bien j'ai vu sortir des matières consistantes et d'un beau jaune.

L'enfant m'a encore été apportée à la fin d'octobre et à ce moment elle a été emmenée par sa grand'mère dans la Savoie. Elle était en excellent état.

Obs. II. — Mon second opéré est un garçon né le 29 décembre à 1 heure du matin. C'est un deuxième enfant. Le premier est une fille, bien constituée, bien portante, actuellement âgée de 21 mois. Dans la famille, il n'y a aucune malformation. J'ai vu le père et la mère séparément : rien ne permet de soupçonner chez eux la syphilis. Le père a 27 ans ; il porte au cou les cicatrices d'adénopathies qu'il a eues à 11 et à 15 ans. La mère a 18 ans 1/2. Pendant sa grossesse, elle a eu plus de malaises que la première fois. Elle accuse deux frayeurs, vers la 6e ou la 7e semaine : la première en voyant une mendiante naine ; la seconde, deux ou trois jours après, en voyant dans la rue un homme tomber en attaque. L'enfant est né à terme. Il est né, ai-je dit, le 29 décembre à 1 heure du matin. Jusque dans la journée du 30, on ne s'aperçoit de rien : puis on constate qu'il ne sort pas de méconium et dans la soirée on apporte l'enfant à l'hôpital Bichat, dans le service de M. Terrier, que j'avais l'honneur de suppléer. M. Paquy, externe du service, m'envoya chercher, mais on ne me trouva point et comme l'état général était fort bon M. Paquy préféra attendre. L'enfant me fut donc apporté le lendemain matin à 9 heures.

C'est un garçon solide, bien conformé de partout ailleurs. En particulier ses organes génitaux externes sont normaux, il n'a pas de hernies. Depuis qu'il est né il n'a pris aucune nourriture. Son ventre n'est pas ballonné. L'anus est bien conformé, en position normale, avec des plis bien dessinés, mais il est imperforé. En avant, toutefois, est un petit orifice admettant un stylet et à la suite du stylet, quand je le retire, il vient un peu de méconium. Les ischions sont normalement écartés ; dans les efforts, il y a de l'impulsion périnéale. L'opération fut d'une grande simplicité. J'introduisis dans le pertuis une sonde cannelée sur laquelle je débridai un peu en avant, un peu plus en arrière ; et à un centimètre environ de profondeur je trouvai l'ampoule rectale. Il en sortit du méconium lié, vert noirâtre, abondant. La muqueuse rectale saisie avec des pinces est abaissée et suturée à la peau par six points de crin de Florence

L'enfant m'est apporté le 2 janvier. Sa mère le nourrit ; il tette bien ; ses matières sont jaunes.

Le 4 janvier les fils sont retirés. L'enfant va très bien.

On a eu de ses nouvelles le 15 janvier ; et depuis à plusieurs reprises, car il habite tout près de l'hôpital Bichat. Il s'élève fort bien.

Obs. III. — Ma troisième opération a été faite sur un garçon âgé de 35 heures, dont voici l'observation. Dans la famille il n'y a pas de malformations, pas de désordres mentaux. Deux filles bien portantes. La mère a eu au 2e mois de sa grossesse deux attaques de nerfs; elle n'en avait jamais eu auparavant et n'en a pas eu depuis. L'enfant est venu 15 jours avant terme, le 17 mai à 1 heure du matin. Il pisse bien, mais vomit ce qu'il boit; on s'aperçoit qu'il ne rend pas de méconium, et on constate alors que l'anus est imperforé. On amène l'enfant à l'hôpital des Enfants le 18 mai à midi où je suis appelé d'urgence. Pas de ballonnement du ventre, pas de hoquet; enfant petit et chétif. Localement, raphé périnéal très marqué, au milieu duquel est un tubercule cutané saillant, sans plis radiés, sans aucune dépression. Entre les deux ischions on peut loger aisément la largeur du pouce; la région est assez dépressible et quelquefois lorsque l'enfant crie on y sent, mais faible et inconstante, une impulsion aux efforts. J'incise sur le raphé médian, du scrotum au coccyx et, sans avoir rien traversé qui ressemblât au sphincter, à un centimètre et demi de profondeur je suis arrivé sur l'ampoule, blanche, médiocrement distendue, subissant l'impulsion des efforts. Je la ponctionne au bistouri et, ayant vu sortir du méconium, je débride l'orifice de ponction. Suture à la peau avec 8 crins de Florence. Pansement avec des compresses boriquées. L'opération n'a duré que quelques minutes et le péritoine n'a pas été vu. A la suite, les selles ont été régulières. Les fils ont été enlevés en deux fois, les 23 et 26 mai. L'état local était parfait et la réunion immédiate obtenue; mais l'état général était assez précaire et je ne serais point surpris que l'enfant eût succombé.

Au point de vue anatomique et aussi au point de vue pratique, les observations I et II et l'observation III appartiennent à des catégories assez différentes. Dans la seconde, en effet, étant donné qu'il existait un pertuis, fort étroit il est vrai, au bout duquel le stylet avait trouvé du méconium, il était certain que l'opération périnéale serait couronnée de succès pourvu qu'elle fût conduite avec un peu de patience; et la patience n'a même pas été nécessaire. Chez ma première opérée il n'en était pas de même et c'est dans ces cas où il n'y a pas trace d'anus que la recherche périnéale est parfois aléatoire. Dans l'obs. III, un tubercule marquait la place de l'anus. Les échecs auxquels cette opération expose ont été mis en relief par une discussion récente de la Société pathologique de Londres (1). Sur trois cas, Stephen Paget a dû faire deux fois l'anus de Littre, et encore son 3e opéré, chez qui l'ampoule fut trouvée à 2 cent. 1/2 de profondeur, mourut-il au 6e jour. Chez son premier, il réalisa une manœu-

(1) Séance du 17 février 1891, d'après *Mercredi médical*, 1891, n° 8, p. 99

vre déjà conseillée par Lannelongue ; au 10ᵉ jour il introduisit par l'anus iliaque une sonde dans le bout inférieur et guidé de la sorte put ouvrir le rectum au périnée. Mais l'enfant succomba. Et Stephen Paget n'est pas seul à avoir eu des échecs de ce genre : M. Symonds (d'Oxford) a narré que lui aussi a dû renoncer deux fois à la recherche périnéale de l'ampoule.

Chez mon opéré il y avait, je l'ai déjà dit, une constatation défavorable : l'absence de toute trace d'anus. Par contre il y avait deux signes d'heureux augure ; entre les ischions et le sacrum le périnée n'était pas rétréci, et dans ce périnée bien développé une impulsion manifeste se produisait pendant les cris. Le rétrécissement du détroit inférieur coïncidant avec l'absence d'ampoule rectale est très nettement noté dans une observation de Munn et Dodge (1).

A ce propos, je citerai en terminant une observation remarquable due à William Hailes (2). L'anus se terminait en cul-de-sac à deux centimètres de profondeur. L'opération ne fut acceptée par la famille qu'au bout de 8 semaines ; et un coup de trocart eut néanmoins un plein succès. Ce long délai est extraordinaire au point d'être à peine croyable.

(1) Munn et Dodge. *Med. News*, 1890, p. 626, d'après *Cent. f. Gynæk.*, 1891, nº 11, p. 224.

(2) W. Hailes. A case of imperforate anus of eight weeks standing ; operation and recovery. *Albany med. Annals*, mars 1891, p. 66.

IV

Bec-de-lièvre supérieur. Absence du tubercule médian.

La pièce que j'ai l'honneur de présenter provient d'un enfant né dans le service de M. le Dr Porak, à l'hôpital Lariboisière. Elle m'a été remise pour que j'étudie en détail le squelette dont voici la description.

En examinant la pièce revêtue de ses parties molles, on constate qu'il existe à la lèvre supérieure une perte de substance médiane que surmonte le nez dont le lobule existe, mais très aplati, à peu près de niveau avec les joues; dont les narines, ouvertes par en bas, sont fortement étalées. On ne voit aucune partie alvéolaire au fond de cette fente des parties molles, et si on regarde la pièce par la voûte palatine après ablation du maxillaire inférieur, on voit à cette voûte une perte

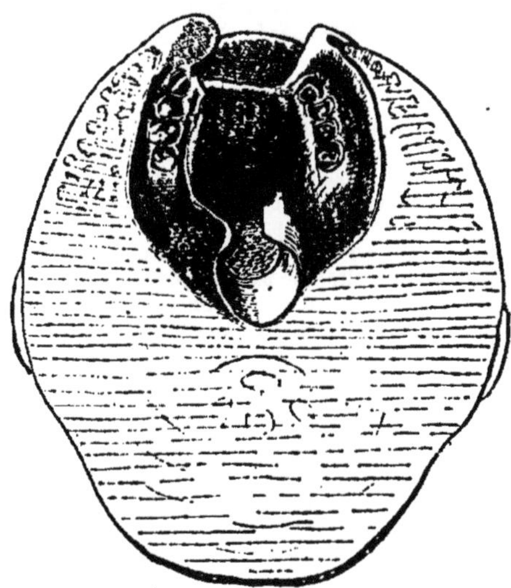

de substance médiane à travers laquelle on aperçoit de chaque côté au-dessus des lames palatines très étroites, les trois cornets de la paroi externe des fosses nasales. Mais sur la ligne médiane il n'y a ni vomer, ni cloison de l'ethmoïde, et en avant la partie moyenne du rebord alvéolaire fait également défaut.

Dissection du bord alvéolaire. — Après ablation de la gencive, on voit aisément que de chaque côté le bord alvéolaire, bien symétrique renferme quatre germes dentaires qui sont, d'avant en arrière, une incisive, une canine et deux molaires. L'incisive et la canine sont parfaitement formées et leur couronne est très reconnaissable. Quant aux deux molaires, elles sont peu distinctes sur la pièce sèche que je présente car, le fœtus étant âgé seulement de huit mois environ, leur chapeau de dentine était encore formé de points isolés et la forme

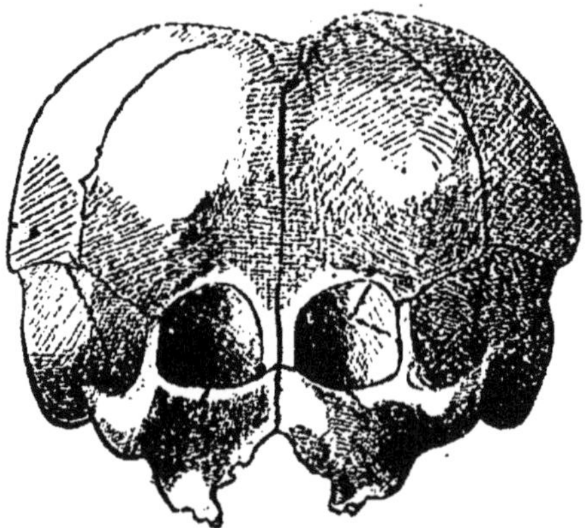

générale n'était donnée que par le bulbe encore mou. De même les cloisons alvéolaires ne sont pas encore nettement distinctes. Mais le seul point vraiment important est la netteté de l'incisive qui, de chaque côté, un peu déviée, borde la fissure et est située devant une canine, elle aussi d'une netteté parfaite.

Description du squelette. — Du côté de la voûte palatine, rien n'est à noter, qu'une atrophie extrême des lames palatines des maxillaires. Après rugination, aucun rudiment du vomer n'est trouvé. Au contraire les cornets et la paroi externe des fosses nasales sont normaux.

Après ablation des parties molles de la face, on constate que le nez a une paroi osseuse à peu près aussi étendue que normalement. Mais cette paroi n'est pas constituée comme à l'ordinaire. Les os propres du nez, en effet, sont absents et ils sont suppléés par les branches montantes des maxillaires qui, anormalement larges, s'articulent l'une avec l'autre en une suture médiane qui prolonge la suture médio-frontale et nettement visible. Le trou lacrymal est formé et bien constitué ; de même le trou sous-orbitaire.

La pièce que je viens de décrire est une variété rare du bec-de-lièvre de la lèvre supérieure, aussi était-il utile d'en étudier avec soin le système dentaire et le squelette. Cette étude pouvait, en effet, conduire à quelques constatations intéressantes au sujet de la théorie, aujourd'hui remise en discussion, du bec-de-lièvre supérieur.

Contrairement à la doctrine classique, Albrecht soutient depuis quelques années : 1° que, macroscopiquement, le bec-de-lièvre ordinaire passe, au niveau du bord alvéolaire, entre l'incisive médiane et l'incisive latérale, et non entre cette dernière et la canine ; 2° qu'embryologiquement il résulte d'un défaut de soudure entre le bourgeon nasal interne et le bourgeon nasal externe, et non entre le nasal interne et le maxillaire supérieur.

La première de ces deux propositions ne me semble plus discutable, ainsi que j'ai cherché a le faire voir dans une série de mémoires que, en 1887, j'ai publiés à la *Société anatomique* et dans les *Annales de gynécologie*.

Quant à l'interprétation embryologique, elle est plus contestée et non seulement la doctrine ancienne a eu des défenseurs, mais encore entre les deux ont surgi les théories de Biondi, Trendelenburg, Warynski. Au milieu de ces discussions sur la longueur exacte, et les connexions précises du bourgeon nasal externe, l'opinion d'Albrecht semblait encore être celle qui était le plus facile à comprendre, à faire cadrer avec les divers fissures observées par le chirurgien.

A ce point de vue la pièce que M. Porak a bien voulu me remettre offre de l'intérêt.

Il est certain, en effet, que sur elle sont absentes les parties osseuses nées du bourgeon nasal interne : cloison des fosses nasales et vomer, tubercule médian du bec-de-lièvre. Au contraire, la branche montante du maxillaire supérieur, dépendance du nasal externe, existe dans son intégrité, elle est même anormalement large et supplée l'os nasal absent. Or au-dessous d'elle on voit l'incisive latérale. L'hypothèse la plus plausible est d'admettre que cette incisive provient du bourgeon nasal externe, normalement soudé au bourgeon maxillaire, d'où l'intégrité des voies lacrymales, séparé au contraire du bourgeon nasal interne, ici absent.

V

Hernie du cæcum à gauche.

Il y a maintenant près de trois ans, après que j'eus communiqué à la *Société anatomique* quelques recherches sur l'anatomie pathologique de la hernie inguinale, je disséquai, sur un cadavre de l'École pratique, une pièce assez remarquable de hernie bilatérale. J'ai toujours différé de présenter la description de cette pièce, assez rare et intéressante : j'en ai cependant toujours eu l'intention, car à ce propos je désirais surtout soutenir devant vous une opinion opposée jusqu'à un certain point à une doctrine émise par M. Tuffier dans son mémoire si intéressant sur le cæcum et ses hernies (1). Je publie maintenant ce fait cadavérique d'autant plus volontiers que j'ai fait au cours de mes cures radicales de hernie inguinale, aujourd'hui assez nombreuses, quelques constatations que j'en puis rapprocher.

Voici d'abord la description de la pièce. Je dois à la grande obligeance de mon maître le professeur Farabeuf le dessin qui l'accompagne.

Obs. — *Hernie inguinale directe bilatérale contenant : 1° à droite l'épiploon et le côlon transverse ; 2° à gauche la dernière anse d'intestin grêle, le cæcum et l'S iliaque.* — Homme âgé, disséqué en décembre 1888. Sur ce cadavre on voit à gauche une hernie énorme. La moitié gauche du scrotum a 30 centim. de long au-dessous du pli de l'aine. Cette hernie est sonore. A droite il y a aussi une distension scrotale, mais la tumeur n'a pas plus que le volume du poing.

Dissection à gauche. — Après incision longitudinale de la peau et du dartos, le sac herniaire est facile à isoler en haut, mais en bas il n'en est pas de même. Il y a des adhérences assez intimes des diverses enveloppes entre elles, et la dissection est d'autant plus difficile que la peau de cette région est déjà un peu sèche. Le sac est enfin isolé ; en bas il est très mince, les tissus qui le doublent étant restés adhérents à la peau. Le testicule est situé à sa partie inférieure, à sa face postéro-externe. Le sac est alors incisé sur toute la longueur de sa face antérieure. A la jonction de son 1/3 inférieur et de ses 2/3 supérieurs apparaît un pli perpendiculaire à son grand axe. Ce pli ne fait pas tout le tour du sac. Il est très saillant (2 cen-

(1) Tuffier. Etude sur le cæcum et ses hernies. *Arch. gén. de méd.*, 1887, t. I, p. 641, et t. II, p. 52.

timètres) en avant et en dedans; en arrière il s'atténue peu à peu et en dehors il est réduit à une bride étroite. Au-dessous de ce pli est de l'intestin grêle, adhérent au fond du sac et se prolongeant au-dessus; sur la face supérieure de la partie antéro-interne repose le fond du cæcum. Ce pli est formé par la séreuse; il est lisse et souple et au premier abord il m'a fait croire à l'existence d'une hernie congénitale. Mais cette valvule se déplisse si on tire le sac en haut et en bas au-dessus et au-dessous d'elle.

D'autre part, l'examen complet a fait voir: 1° que la hernie est directe; 2° qu'elle est située en dehors de la gaine profonde du cordon. L'épigastrique est en effet située au côté externe du collet; elle est

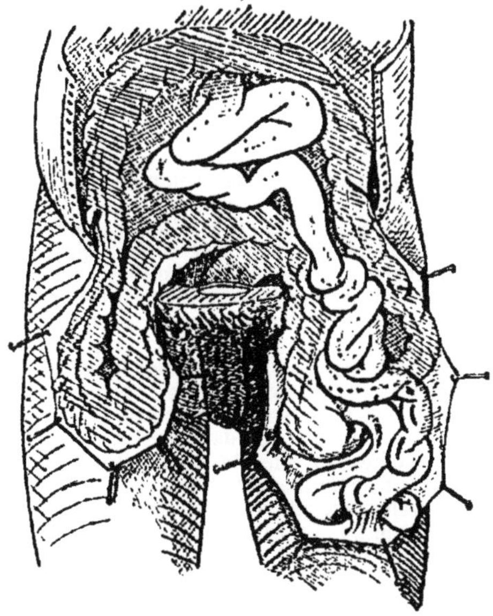

fortement refoulée en dehors. Le cordon est en bas assez adhérent au sac; mais en haut il est facilement séparable. Il n'est pas éparpillé. La tunique vaginale est presque complètement oblitérée. Enfin, sur le 1/4 supérieur du sac, j'ai pu isoler de la séreuse une membrane continue avec le fascia transversalis en haut et latéralement, insérée à la partie inférieure du collet sur la lèvre postérieure de l'arcade de Fallope.

Le contenu de cette hernie est très complexe. On y trouve d'abord 2 m. 10 d'intestin grêle, avec son mésentère; à 78 cent. du cæcum, le bord libre de cet intestin adhère au fond du sac. Cette anse constitue la partie la plus déclive de la hernie. L'adhérence se fait par trois points limités, entre lesquels l'intestin forme des ponts sous lesquels les doigts s'engagent. Autour de cette région, la face interne du sac présente des plaques épaissies.

Le cæcum, dont j'ai indiqué la situation sur la face supérieure de la valvule du sac, ne présente aucune adhérence. Au-dessus de lui il y a 15 centim. de côlon ascendant également libre. C'est seulement au collet qu'existe, outre une légère adhérence inflammatoire, une adhérence charnue naturelle, ou par glissement. L'adhérence inflammatoire unit au collet la face interne du côlon; elle se prolonge en arrière sur les parties voisines du mésentère iléo-cæcal, ou plutôt iléo-colique. L'adhérence charnue naturelle unit le côlon au bord postérieur de l'anneau et elle forme un pli qui se prolonge vers la face antérieure du méso-côlon iliaque.

Derrière cette masse énorme formée par l'intestin grêle et le côlon ascendant, le côlon iliaque tout entier est hernié. En arrière et en dehors du collet il est fixé par une adhérence charnue naturelle unie à la face postérieure de son méso. Toute la partie contenue dans le sac est absolument libre.

A droite, la constitution exacte du sac ne m'arrêtera pas longtemps. La hernie est directe et située sous le crémaster atrophié, mais hors de la gaine profonde du cordon. Elle est entourée de deux enveloppes faciles à mettre en évidence : il suffit de retourner le péritoine en doigt de gant vers l'abdomen pour constater qu'il reste un sac empêchant une sonde de descendre plus bas dans le scrotum. La dissection prouve que ce sac est constitué par le fascia transversalis, inséré à l'arcade de Fallope. Sur la pièce ainsi préparée, on voit le cordon, contenu dans sa gaine profonde, perforer le fascia transversalis, sans lui adhérer (anneau inguinal interne), en dehors du collet; et après l'avoir perforé se dissocier dans le fascia propria. Il y a un peu d'hydrocèle vaginale. Pas d'anomalie péritonéo-vaginale.

Le contenu de cette hernie est gros comme le poing. Il est formé par le grand épiploon et par le côlon transverse plié en anse. Il n'y a aucune adhérence, et la hernie est réductible.

Si maintenant on suit le trajet de l'intestin dans l'abdomen et dans les sacs herniaires, on constate l'état suivant, en remontant à partir du rectum le long du tube intestinal.

L'origine du rectum est attirée en avant et à gauche, près de l'orifice herniaire gauche. Le côlon iliaque lui fait suite; il descend dans la hernie, à peu près à mi-hauteur du sac, contre la paroi postérieure duquel il est situé. Son extrémité supérieure est au contact de la partie externe du collet. Là est, en arrière, une adhérence charnue naturelle, qui remonte derrière le côlon descendant et fixe au collet la face postérieure du méso-côlon iliaque. De là, le côlon descendant va à peu près verticalement jusqu'au niveau de la terminaison du duodénum. Là il se recourbe et se continue avec le côlon transverse qui, très oblique, va de là au côté externe du collet herniaire droit. Dans ce trajet son bord externe, presque vertical, est côtoyé par l'épiploon et longé par l'estomac qui, lui aussi presque vertical, descend jusqu'à 9 centim. de l'arcade de Fallope. Puis le côlon transverse s'engage, derrière l'épiploon, dans le sac herniaire droit, s'y recourbe en anse et remonte contre le bord interne du collet. Dans tout cela, aucune adhérence, soit inflammatoire, soit naturelle.

A partir de ce point commence le côlon ascendant qui se porte en demi-circonférence à convexité supérieure et postérieure, contre le bord interne de l'anneau gauche et s'y engage, en passant devant l'anse inférieure du côlon iliaque, pour aller, 15 centim. plus bas, se jeter dans le cæcum. Là commence l'iléon qui descend au-dessous du cæcum, puis ressort au côté externe de l'anneau, devant le chef supérieur du côlon iliaque. De là il va au duodénum, dont le siége est normal.

Ainsi, le côlon forme dans la cavité abdominale deux courbes à peu près demi-circulaires, dont les extrémités répondent aux deux anneaux herniaires. L'une d'entre elles, petite, est constituée par le côlon ascendant, et s'étend entre les bords internes des deux anneaux. Entre elle et le pubis se trouve l'origine du rectum. L'autre, de grande courbure, est constituée par le côlon descendant et la partie gauche du côlon transverse; elle s'étend entre les bords externes des deux anneaux. Dans sa concavité, dirigée en bas et à droite, se trouve embrassée l'extrémité supérieure du mésentère.

Le flanc droit est déshabité : le côlon ascendant et le cæcum étant déplacés vers la hernie gauche. Ils sont remplacés par l'estomac et la moitié gauche du côlon transverse.

Il faut revenir un peu sur l'adhérence charnue naturelle du côlon ascendant à gauche. Cette adhérence ne commence qu'au collet, c'est-à-dire à 15 centim. au dessus du cæcum. En tirant sur l'intestin un peu relevé, on la voit formée de deux plis séreux. L'un d'entre eux, déjà signalé, va à la face antérieure du méso-côlon iliaque, au niveau du collet : il faut remarquer que cette face, devenue antérieure sur l'anse oméga herniée, est en réalité supéro-droite sur le méso-côlon iliaque en place. L'autre pli séreux passe au-dessus de la partie postérieure du petit bassin pour aller à la partie antéro-interne de la fosse iliaque droite, près de l'anneau herniaire de ce côté. Ce repli est concave en avant et à gauche, autour de l'origine du rectum.

La vessie n'est pas déplacée.

Les quelques remarques que j'ajouterai à cette description viseront : 1° la constitution du sac; 2° le contenu de ces hernies.

1° *Constitution du sac.* — La particularité intéressante consiste dans le repli valvulaire que la séreuse présente dans le sac gauche, repli formant une sorte de nid sur lequel repose le fond du cæcum, tandis que l'intestin grêle descend au-dessous. Au premier abord, cela ressemblait beaucoup à un de ces diaphragmes ou valvules dont Ramonède fait la caractéristique des hernies péritonéo-vaginales : or il s'agit ici d'une hernie certainement acquise, puisqu'elle est directe, extra-funiculaire et entourée par le fascia transversalis refoulé. Ce repli, je le sais, est formé par l'adossement de deux plans séreux lâchement unis, faciles à séparer l'un de l'autre par simple traction sur les deux bouts du sac; ce déplissement est autrement facile que pour les diaphragmes de la hernie péritonéo-funiculaire. Mais on conçoit que, surtout au cours d'une opération sur le vivant, cette appréciation soit sujette à l'erreur. J'en conclurai que l'existence d'une valvule partielle dans un sac herniaire, pour être réservée presque exclusivement à la hernie congénitale, n'est cependant pas un caractère absolu de congénitalité ; qu'à cet égard ce caractère ne vaut pas ceux, sur lesquels j'insiste depuis plusieurs années, que fournit l'examen attentif des rapports anatomiques précis du sac avec les éléments du cordon d'une part et le fascia transversalis d'autre part. Je n'ai pas à revenir sur cette étude anatomique, que j'ai esquissée ici même dans plusieurs notes successives, que j'ai développée dans l'article Inguinale (hernie) du *Dictionnaire encyclopédique des sciences médicales*, sur laquelle je suis revenu cette année même devant le *Congrès de chirurgie* pour prouver que la médecine opératoire peut et doit faire son profit de ces constatations anatomiques en apparence minutieuses, en réalité très faciles à vérifier sur le vivant. On trouvera publiées *in extenso* dans la thèse de mon élève Duret les 39 opérations sur lesquelles j'appuie mon opinion (1).

Puisque je reviens en quelques mots sur les caractères différentiels de la hernie congénitale et de la hernie acquise, je relaterai une observation de *hernie oblique externe acquise*. C'est là, en effet, une variété fort rare. Dans mes nombreuses dissections cadavériques, j'avais constaté que, si la hernie directe, acquise, était loin d'être aussi rare qu'il est classique de le prétendre, la hernie oblique funiculaire, par contre, était presque toujours située sous la gaine profonde du cordon, était donc presque toujours péritonéo-vaginale. Je n'avais pu trouver sur le cadavre qu'une seule hernie externe extra-funiculaire et ayant refoulé le fascia transversalis. Mes opérations sur le vivant ont confirmé cette rareté. Elles sont aujourd'hui au nombre d'une cinquantaine, et si j'ai rencontré 4 hernies directes — bien plus rares que sur le cadavre, mais on n'opère guère les hernies de faiblesse — c'est il y a quelques semaines seulement que j'ai trouvé, sur le vivant, ma première hernie externe extra-funiculaire, pourvue d'un sac du fascia transversalis.

Obs. II. — *Hernie acquise oblique externe avec sac du fascia transversalis. Cure radicale. Guérison.* (Obs. rédigée d'après les notes de M. Goschbaum, externe du service). — Salad... Edouard, âgé de 58 ans, sculpteur, est entré le 20 août 1891, à l'hôpital Bichat, dans le service de M. Terrier que je suppléais alors,

(1) Duret (Emile). *Considérations sur les variétés anatomiques et la cure radicale de la hernie inguinale chez l'homme.* Thèse de doctorat, Paris, 1890-91.

salle Jarjavay, lit n° 1. Il ne connait aucun hernieux dans sa famille. Sa santé habituelle est bonne; il n'a jamais eu de maladie sérieuse. Il y a 15 ans environ que sa hernie a débuté, sous forme de pointe; elle a été pendant longtemps bien maintenue par un bandage et c'est seulement depuis un an qu'elle est devenue volumineuse, qu'elle provoque dans le ventre et dans les reins des douleurs empêchant le malade de travailler. Le bandage est devenu inefficace : la station debout suffit pour faire sortir la hernie malgré lui. La hernie rentre complètement et d'elle-même lorsque le sujet est couché. Les garde-robes sont rares, n'ont lieu que tous les 3 à 4 jours, mais c'est l'état habituel du malade, qui est hémorrhoïdaire.

A l'entrée, l'inspection révéla dans l'aine gauche une tumeur descendant jusque dans les bourses; tumeur molle à la palpation, facilement et complètement réductible avec gargouillement, se reproduisant sous l'influence des efforts de toux. L'anneau inguinal est large, libre d'adhérences. A la percussion la hernie est sonore. Il est donc probable qu'il s'agit d'une entérocèle.

Opération le 27 août, avec l'aide de M. Goschbaum. M. Du Bouchet, externe, administre le chloroforme qui est bien supporté. Au moment de l'opération, la hernie est complètement réduite. Je fais sur le trajet du cordon, au-dessous de l'anneau inguinal, une incision longue de 5 centim. qui fend successivement la peau, puis le crémaster, et j'arrive aisément sur le sac que j'incise. Ce sac sort par l'anneau externe, mais il est situé hors de la gaine profonde du cordon que l'on voit réuni en un faisceau à son côté externe et un peu postérieur. Je pris alors entre les ongles une des lèvres de l'incision du sac et de la sorte il me fut très facile de dédoubler ce sac en un feuillet séreux et un feuillet celluto-fibreux. Le feuillet séreux fut très aisément disséqué avec l'ongle jusque dans le ventre et je le réséquai après ligature à la soie (nœud de Tait) et après m'être bien assuré que l'artère épigastrique contournait son collet en bas, puis en dedans. Quant au sac celluto-fibreux, par sa demi-circonférence postérieure, il se continuait avec l'arcade de Fallope; en avant on pouvait l'attirer et le libérer. Lui aussi fut lié au nœud de Tait et excisé; après quoi je reconstituai au-dessus de lui, par des sutures en capiton à la soie, le canal inguinal dont la paroi antérieure avait été largement fendue. Suture de la peau au crin de Florence; pansement iodoformé sans drainage. Le premier pansement fut fait au 6e jour, ablation des fils, réunion parfaite; un pansement de simple protection resta en place pendant 8 jours encore. La température ne dépassa jamais 37°. Le seul incident à noter est une rétention d'urine d'origine prostatique qui nous força à cathétériser le malade (sonde molle), les 4, 5, 6 et 7 septembre. Le 8 je fis donc lever le malade et l'envoyai au bain. A partir de ce moment la rétention cessa et le 16 septembre Salad... quittait l'hôpital évacuant complètement sa vessie. Il doit porter un bandage léger.

2° *Contenu des hernies.* — La hernie droite contenait le grand épiploon, ayant attiré en anse le côlon transverse : ce cas vulgaire ne mérite aucun commentaire. A gauche, le contenu était beaucoup plus complexe : il était, je le répète, divisé en deux plans. En arrière était l'S iliaque;

en avant se trouvait la fin de l'iléon, surmontée par le cæcum.

Je n'insisterai pas sur la hernie de l'S iliaque. On la considère quelquefois comme une très grande rareté, mais je crois qu'à cet égard on a beaucoup exagéré. Dans les hernies inguinales gauches la présence de l'S iliaque est loin d'être exceptionnelle : je l'ai constatée plusieurs fois sur le cadavre ; j'en ai trouvé un cas très net sur le vivant (obs. XV de la thèse de Duret). Si d'ailleurs on réfléchit à sa constitution, à cette *anse oméga* qui flotte au-dessus du bassin, on n'est nullement étonné qu'elle puisse assez volontiers s'engager dans l'anneau inguinal, pour peu qu'une laxité anormale des mésos permette un léger abaissement. Il semble bien, en effet, et, sur le conseil de Farabeuf, Mérigot de Treigny y a insisté dans sa thèse, qu'à leur état normal les replis péritonéaux permettent aux anses qu'ils gouvernent d'affleurer seulement, pour les plus inférieures, les régions inguino-crurales : il faut soit un abaissement en masse, soit un allongement anormal pour que l'engagement ait lieu dans un anneau ; abaissement ou allongement bien légers au début, puis accrus par la traction de la partie engagée à mesure que grossit la hernie.

Lorsque l'on regarde dans un abdomen ouvert les anses intestinales, on constate que les parties qui sont à la fois le plus proches des anneaux herniaires, le plus abaissables et le plus flottantes sont le grand épiploon, chez les sujets adipeux surtout, la dernière anse de l'intestin grêle et l'S iliaque. C'est de la dernière anse de l'intestin grêle exclusivement que je vais m'occuper : je pense en effet que, dans la très grande majorité des cas, c'est elle qui forme le contenu des entérocèles inguinales droites et souvent celui des entérocèles gauches ; et j'ajoute qu'à mon sens lorsque le cæcum descend dans une hernie, c'est presque toujours qu'il y est attiré à la suite de cette anse.

Cette doctrine est donc radicalement opposée à celle qu'a soutenue Tuffier dans l'intéressant mémoire que je citais tout à l'heure. D'après notre distingué collègue, en effet, si parfois le cæcum peut être entraîné à la suite d'un autre segment intestinal, du côlon ascendant par exemple, le type est la hernie cæcale *primitive*, laquelle *se complique* secondairement de la descente de l'intestin grêle. Si l'on compare la mobilité du cæcum à celle de la fin de l'iléon, cette opinion paraît déjà inexacte ; si l'on constate, en outre, que la hernie primitive pure est très rare et que dans la statistique de Tuffier la hernie *compliquée* comprend la presque totalité des cas (36 fois sur 38, *loc. cit.*, p. 62), on conclut que cette prétendue *complication* est la règle et l'on est de plus en plus porté à admettre que le cæcum a, en réalité, suivi l'intestin grêle. Quant aux cas où le cæcum existe seul dans le sac, rien ne prouve qu'il y ait toujours été seul, et l'on peut très bien supposer que, dans ces 2 cas sur 38, l'intestin grêle avait fait hernie à un moment donné, mais que, vu la réductibilité facile, il était rentré dans le ventre au moment de la dissection, laissant derrière lui le cæcum irréductible. Mais, objectera-t-on, le cæcum a un sac complet dans les hernies, Trèves l'a prouvé : donc il est réductible. A condition toutefois qu'il n'ait pas attiré dans le trajet inguinal le méso-côlon ascendant, formant adhérence charnue naturelle, comme disait Scarpa. Dans ce cas, en effet, le côlon ascendant étant fixé en cette position, le cæcum ne peut plus que se fléchir angulairement de bas en haut pour suivre l'ascension de l'intestin grêle réduit : et de là ce renversement en apparence bizarre quelquefois constaté dans les hernies du cæcum seul, renversement auquel Tuffier attache à mon sens une signification erronée quand il en conclut que l'origine de tout a été la descente du côlon ascendant (*loc. cit.*, p 666). Je ne veux pas nier la possibilité de la hernie primitive du côlon ascendant, mais j'avoue qu'en principe je n'y crois guère : sa genèse est difficile à comprendre et la position du cæcum fond en haut s'explique au moins aussi bien de la façon que je viens d'exposer.

Cette position, d'ailleurs, est rare, et presque toujours on se trouve en présence d'une hernie, contenant à la fois de l'intestin grêle et le cæcum, où l'intestin grêle occupe le fond du sac tandis que le cæcum est plus ou moins près de l'anneau. J'ai constaté la chose très nettement sur les deux hernies du cæcum que j'ai disséquées sur le cadavre et dont je décris aujourd'hui le second cas. Ma pièce actuelle est fort démonstrative à cet égard, puisque, en outre, l'anse d'iléon est fixée au fond du sac par d'anciennes adhérences. J'ajouterai qu'au cours de deux opérations de cure radicale pour des hernies inguinales droites j'ai trouvé dans le sac l'intestin grêle, et après réduction j'ai vu la pointe de l'appendice faisant saillie au-dessous du collet : je crois que la traction par une hernie ancienne de l'iléon explique fort bien cet abaissement anormal. La première de ces observations est publiée dans la thèse de Duret (obs. XXXI).

A l'aide de ce mécanisme, on s'explique que le cæcum puisse être attiré jusque dans le trajet inguinal gauche surtout si, comme dans ma pièce actuelle, l'intestin grêle a contracté des adhérences inflammatoires fournissant un point d'appui à la traction. Mais je ne veux pas étudier longuement la hernie du cæcum à gauche : un assez grand nombre d'observations de ce genre ont été réunies en 1889, par M. Hedrich, élève de M. J. Bœckel, dans la *Gazette médicale de Strasbourg*. Je renverrai donc à ce mémoire. Je signalerai seulement une particularité anatomique fort nette sur ma pièce : la liberté remarquable du côlon ascendant, en sorte que l'adhérence charnue naturelle n'existait que juste au collet, à 15 centim. au-dessus du cæcum. C'est dire qu'il y avait 15 centim. de côlon ascendant sans méso-côlon. Cette disposition anatomique, qui n'est pas, d'après mes recherches, d'une rareté extrême chez l'enfant, n'est peut-être pas indispensable à la production de la hernie cæcale à gauche; mais on comprend, sans qu'il soit nécessaire d'y insister, qu'elle la facilite notablement.

VI

Ostéotomie sous-trochantérienne oblique pour ankylose de la hanche en position vicieuse.

En août dernier, j'ai fait une ostéotomie oblique sous-trochantérienne du fémur pour ankylose vicieuse de la hanche sur un pensionnaire des *Enfants-Assistés*, dans le service de M. Kirmisson, que je suppléais alors. Le résultat orthopédique et fonctionnel a été excellent. Le procédé que j'ai employé m'a été enseigné par M. Hennequin : j'avais aidé quelques mois auparavant mon maître M. Terrier, à l'hôpital Bichat, pour une opération semblable, à laquelle participait M. Hennequin. Ce procédé est le suivant : Après incision verticale externe mettant largement à découvert le fémur à partir du grand trochanter, on fend le périoste dans toute la longueur de la plaie, on le décolle à la rugine en avant et en arrière, puis, à l'aide d'un ciseau large et bien affilé, on fait une ostéotomie oblique qui commence en haut et en dehors à la limite inférieure du grand trochanter et qui aboutit en bas et en dedans à environ 10 centim. plus bas. Pour bien entamer l'os sur le bord externe sans risquer de faire une échappée, il est commode d'employer le ciseau à talon de Hennequin, et c'est ce qu'a fait M. Terrier dans l'opération où je l'ai assisté, mais on peut fort bien s'en passer et j'ai fait mon opération avec les instruments de l'arsenal ordinaire.

Ce procédé est, sans contredit, un peu plus long et un peu plus délicat à exécuter que l'ostéotomie sous-trochantérienne simple, transversale. Mais quand on est un peu exercé à se servir du ciseau et du maillet, la difficulté est médiocre, et on bénéficie de quelques avantages assez importants. Il est certain, en effet, qu'on obtient une surface d'avivement osseux très étendue, très favorable à un cal solide. Le fragment inférieur, taillé très obliquement, pourra être mis à la fois en extension et en rotation externe — puisque presque toujours on s'attaque à une ankylose en flexion et en rotation interne — sans risquer de perdre contact avec le fragment supérieur, lui aussi très oblique et par conséquent très long, même quand le redressement devra être considérable. Après quoi la consolidation se fera dans une longue gaine périostique et certainement le cal ne sera pas brusquement fléchi comme après l'ostéotomie simple; et l'on peut admettre que, pour la solidité ultérieure du membre, mieux vaut éviter cet angle, capable d'atteindre et même de dépasser l'angle droit. C'est surtout pour permettre de bien corriger la rotation et le raccourcissement que cette obliquité est utile. Après l'ostéotomie, on applique l'excellent appareil à extension d'Hennequin : on met le fémur dans la rotation externe et la pointe du fragment inférieur tourne pour ainsi dire dans la gaine périostée autour de la base du fragment supérieur, immobile; en outre, la traction fait peu à peu descendre le fragment inférieur et le membre s'allonge d'autant, sans que cela compromette la solidité du cal. Il est vrai que, par cette section oblique, on ouvre largement le canal médullaire : mais si l'intervention est conduite suivant les règles de l'antisepsie, l'inconvénient est nul.

C'est en agissant selon ces principes que j'ai opéré l'enfant dont l'histoire suit et je n'ai eu qu'à me louer du résultat. Voici l'observation, recueillie par M. Sainton, interne du service.

Obs. — Guill..., Félix, est né le 9 juillet 1878. Il raconte qu'il a commencé à souffrir de la hanche à l'âge de 4 ans 1/2, il y a 9 ans par conséquent, à la suite d'une chute, prétend-il. Il dit avoir été soigné dans un hôpital de Paris, mais il est impossible d'obtenir des renseignements précis sur le traitement ; l'enfant se souvient seulement qu'on lui a fait deux opérations. Les premiers renseignements fournis par le livret datent d'août 1889. A cette époque, le raccourcissement aurait été de 20 centim. environ. Au mois de novembre de la même année, il s'est formé dans l'aine un abcès qui a très longtemps suppuré.

Actuellement, le membre gauche présente un raccourcissement considérable, 0,13 de moins que le membre droit. La flexion est

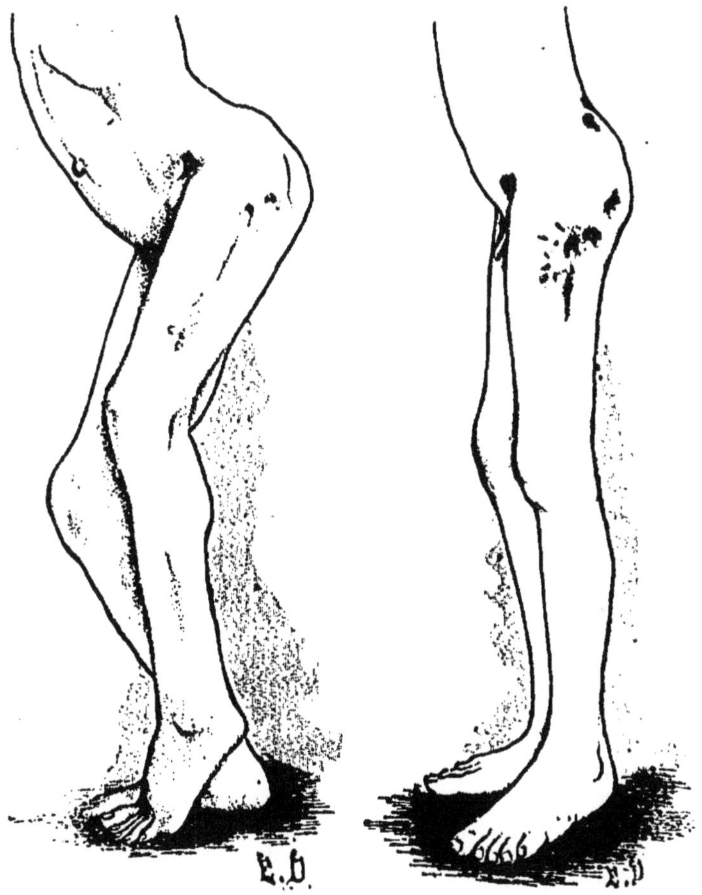

Avant l'opération. Après l'opération.

très prononcée : pour détruire l'ensellure, il faut placer la cuisse à angle droit sur le bassin. L'adduction est également très marquée : la ligne passant par l'axe médian du corps tombe en dehors du genou gauche. Le grand trochanter fait une saillie très volumineuse. Autour de la jointure existent plusieurs cicatrices. Une d'entre elles, linéaire, verticale, longue de 13 centim., occupe la région externe de la cuisse; un peu en arrière de celle-ci, il y en a trois autres, deux profondes sous et derrière le grand trochanter; une, plus superficielle, à la partie moyenne de la face postérieure de la cuisse. A la partie supéro-interne de la fesse il y a une cicatrice et un peu en dehors d'elle un pertuis fistuleux. Cette fistule donne très peu de pus et elle ne conduit le stylet dans aucun diverticule, dans aucun clapier; le stylet n'arrive pas sur l'os.

Lorsque le malade est examiné debout, on voit la hanche gauche fortement portée en haut, en arrière et en dehors. La région lombaire présente une ensellure considérable et néanmoins quand la jambe droite est dans la rectitude le pied gauche reste à 13 centim. au-dessus du sol. Il est dès lors inutile de dire à quelle intensité atteignait la claudication.

La région articulaire n'est ni douloureuse, ni empâtée, et sauf la fistulette supérieure il n'y a plus de suppuration; l'état général est excellent; il n'y avait donc aucune contre-indication à l'ostéotomie.

Le 8 août, l'enfant est endormi. Je vérifie bien que la hanche est tout à fait immobile et j'opère. Incision longitudinale de 10 centim., au-dessous du grand trochanter, de la peau, du triceps, du périoste, décollement du périoste. Avec un ciseau plat assez large et le petit maillet de plomb, je sectionne le fémur très obliquement, partant en dehors au-dessous du grand trochanter pour aboutir en dedans à environ 10 centim. plus bas. Il en est résulté, lorsque la section a été presque achevée, un éclatement longitudinal du fragment inférieur et j'ai terminé par un coup de ciseau transversal. La cuisse put alors être placée dans la rectitude parfaite et je constatai que les fragments osseux restaient bien en contact. La pointe du fragment supérieur faisait une saillie notable sous la peau au-dessous du pli de l'aine. La plaie fut suturée après avoir été touchée au sublimé à 1/1000 et un drain fut mis dans l'angle inférieur. Après application d'un pansement à la gaze iodoformée, l'enfant fut installé dans son lit avec l'appareil à extension continue de Hennequin, disposé de façon à imprimer au membre une notable rotation en dehors.

Le 9. Le pansement, traversé par du sang, est renouvelé. Le soir, temp. 37°,9, mais le lendemain la température est matin et soir de 37°,6; le 11, 37°,2, le matin le pansement est renouvelé parce qu'il a encore été traversé par du suintement sanguin; état local et général excellent. Le 12 août la température était le matin de 37°,2, le soir elle s'éleva à 38° et le 13 août je refis le pansement quoiqu'elle fût retombée à 37°,1. Il y avait un peu de suintement sanguin, mais peu ; aucune réaction locale, suture en parfait état, pas trace de pus. Le 14 au matin je trouvai mon opéré apyrétique (37°,2) mais pourvu d'un pansement très défectueux, et j'appris que quelques heures auparavant il avait tout défait ; il reconnaissait cependant ne souffrir aucunement lorsqu'il était immobile, mais il était très indiscipliné et remuait constamment dans son lit. J'appliquai un pansement régulier après constatation d'un état local excellent ; il n'y avait de douleur à la

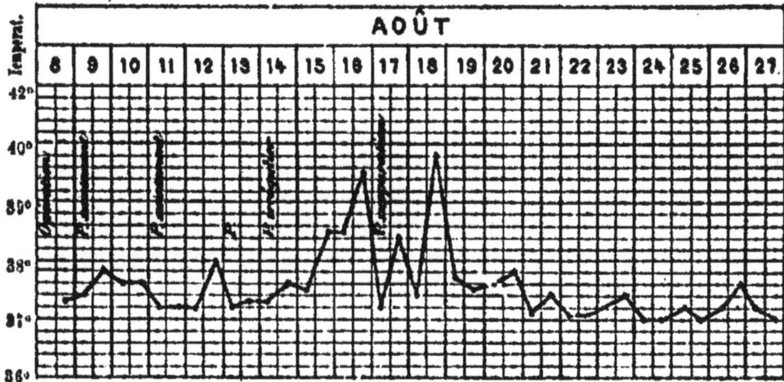

pression que sur la pointe saillante à l'aine du fragment supérieur ; ablation des crins de Florence. Le soir la température fut de 37°,6 ; de même le lendemain matin 15 août ; le 15 au soir elle s'éleva à 38°,6, y resta le 16 au matin, pour monter le soir à 39°,5 ; le 17 au matin elle était retombée à 37°, mais au pansement je trouvai un peu de pus à l'orifice du drain ; la suture avait d'ailleurs fort bien tenu. Si l'on examine attentivement l'évolution des accidents on est fort porté à croire qu'il y a eu infection secondaire au moment où l'enfant indocile a défait son pansement, refait rudimentairement par une infirmière ; c'est, en effet, 36 heures après que la température a commencé à monter. Ce qui empêche d'être affirmatif sur cette origine, c'est l'élévation thermique légère (37°,9 et 38°) les 2e et 5e jours.

Quoi qu'il en soit, cette infection fut localement bénigne et se borna à la suppuration de l'hématome qui remplissait le foyer opératoire. Il n'y eut aucun retentissement osseux et le pus s'évacua par l'orifice du drain sans qu'il fût nécessaire de faire une incision. En effet, la température, normale le matin, monta encore à 38°,5 puis à 39°,7 le soir des 18 et 19 août, puis à partir de ce moment, elle tomba définitivement entre 37° et 38°, ne dépassant qu'exceptionnellement 37°,5. Le 24 août l'état local était décidément bon, malgré ces pansements répétés et malgré l'indocilité de l'enfant, tempérée d'ailleurs par l'application de la camisole de force sitôt qu'elle devenait exagérée. L'attitude restait bonne. La région opérée était peu douloureuse.

Les choses restèrent en l'état pendant les jours suivants. Le 11 septembre il existait encore un peu de gonflement douloureux distinct de la saillie du fragment supérieur, en dedans de l'épine iliaque antéro-supérieure. Par pression sur cette région on faisait sourdre un peu de pus par la fistule, mais une ouverture nouvelle semblait inutile. L'os à ce moment paraissait solide et M. Kirmisson, qui avait repris son service, fit retirer l'appareil à extension. La position était bonne.

La fistule donna encore pendant quelque temps quelques gouttes de pus. Le 2 novembre, la cicatrisation était complète, et on commanda une chaussure à semelle élevée.

Le 18 novembre l'enfant marche avec sa chaussure, sans canne ni béquilles. Il boite peu. L'ensellure a presque entièrement disparu, le membre est dans la rectitude presque parfaite, et surtout il n'y a plus trace d'adduction ; la pointe du pied regarde légèrement *en dehors*. L'angle du fémur avec le bassin, le dos reposant absolument à plat, est de 150°, l'ankylose du fémur avec le bassin est complète ; le fragment supérieur ne forme pas dans l'aine une saillie très volumineuse. La longueur des deux membres, mesurée de l'épine iliaque antérieure et supérieure à la malléole interne est : à droite, 0,64 centim. ; à gauche (côté opéré) 0,62 centim. Il reste donc au total, et le membre étant en bonne position, deux centimètres de raccourcissement, et si on mesure chaque segment osseux spécialement on constate que ce raccourcissement tient avant tout au défaut de longueur du fémur et du tibia qui, mesurés du trochanter à l'interligne du genou, et de cet interligne à la pointe malléolaire externe, sont : fémur, 0,31 et 0,32 ; tibia, 0,27 et 0,28.

VII

Restes du conduit péritonéo-vaginal parallèles à des sacs herniaires.

Il est fréquent que des malformations diverses du conduit péritonéo-vaginal coexistent avec les hernies inguinales congénitales, et en particulier on connaît bien les cas où au-dessous d'un sac funiculaire il existe un kyste du cordon, adhérent ou non au fond du sac herniaire. Lorsque le kyste adhère au sac, on a dit autrefois qu'il s'agissait d'une oblitération d'un ancien collet avec sécrétion liquide dans la cavité séreuse ainsi isolée ; puis la poussée abdominale avait de nouveau chassé les viscères dans le scrotum et le collet, insuffisamment adhérent, avait été refoulé, devenant ainsi le fond du nouveau sac, au-dessus du kyste sacculaire. Je ne contesterai pas la possibilité de ce processus, mais je crois que la plupart du temps le kyste n'a jamais fait partie du sac herniaire et qu'on est en présence de kystes, quelquefois multiples, qui sont dus à des cloisonnements transversaux du canal péritonéo-vaginal.

Cette disposition est bien connue, et rapportée par la plupart des auteurs à l'origine que je viens de lui assigner ; mais on connaît moins les cloisonnements longitudinaux.

Il y a quelques années, au moment où j'exposais devant vous mes recherches sur les hernies inguinales, j'ai disséqué de nombreuses tuniques vaginales, normales ou anormales, des conduits péritonéo-vaginaux avec ou sans hernie, chez des enfants ou chez l'adulte. Or, plusieurs fois dans la paroi postérieure d'un conduit péritonéo-vaginal anormalement persistant, en partie ou en totalité, j'ai vu sous des valvules s'ouvrir dans le canal principal des tunnels ou plutôt des culs-de-sac plus ou moins longs, étroits et cylindriques, parallèles au cordon, dans lesquels je pouvais engager un stylet ou une sonde cannelée. Plusieurs fois aussi, derrière une hernie congénitale funiculaire j'ai vu la vaginale, normale à un examen superficiel, envoyer le long du côté interne du canal déférent un étroit prolongement tubulaire, capable de remonter jusqu'à l'anneau externe. On peut concevoir quelle serait la complexité clinique du cas si avec une hernie coexistait une hydrocèle distendant une vaginale ainsi malformée.

On pourrait également avoir en opérant quelques hésitations si on tombait sur un sac séreux parallèle au sac herniaire et situé devant ou derrière lui, véritable kyste du cordon virtuel ou réel, c'est-à-dire vide ou plein. Supposons en effet oblitérée la valvule sous laquelle tout à l'heure je pouvais engager mon stylet et nous aurons, dans la paroi même du canal péritonéo-vaginal, un cylindre où pourra à un moment donné s'accumuler du liquide. Si on tient compte avec cela du glissement à la faveur duquel descend peu à peu une hernie, on comprend que l'on puisse trouver des kystes du cordon arrondis ou allongés situés le long du sac herniaire et non pas au-dessous de lui.

En 1888, j'ai disséqué à l'École pratique deux pièces intéressantes à cet égard.

Obs. I. — La première est celle d'un homme âgé qui portait à droite une ectopie testiculaire. Le testicule très atrophié était situé juste au-dessous de l'anneau externe ; la tunique vaginale remontait jusqu'à l'anneau interne et là s'oblitérait. A gauche, il existait un sac vide de hernie oblique externe intra-funiculaire, descendant à peu près à mi-hauteur entre l'anneau externe et le testicule. Après l'avoir disséqué, j'incisai la tunique vaginale en avant, je la trouvai très spacieuse et envoyant un prolongement cylindrique remontant le long du cordon jusqu'à deux doigts environ de l'anneau externe. Dans ce prolongement, capable de recevoir l'index, il y avait deux valvules sous lesquelles s'ouvraient deux tunnels ascendants. Sur une hauteur de trois doigts environ il y avait superposition en une sorte de canon de fusil double entre la face antéro-interne du sac herniaire et la face postéro-externe du prolongement vagino-funiculaire ; et cette paroi commune ne présentait par deux lames séparables, mais bien un seul feuillet, séreux sur ses deux faces, très souple, très mince, qui s'est déchiré sous une très légère traction.

Obs. II. — Sur le second sujet, j'ai trouvé dans le cordon une cavité close, ne communiquant ni avec la vaginale, ni avec le sac herniaire. Ce sac, situé à gauche, intra-funiculaire, descendait jusqu'à deux doigts au-dessous de l'anneau externe. Au-dessous de lui, et remontant d'un doigt derrière lui, existait un sac parfaitement clos, à peu près semblable d'épaisseur et d'aspect. Entre les deux était une cloison épaisse de 1 à 2 millim., souple, non cicatricielle ; nulle part on ne trouvait quelque chose qui ressemblât à des stigmates. La vaginale était normale. A droite, le testicule était enlevé et je n'ai pu faire de ce côté aucune étude.

Lorsque j'ai disséqué ces pièces, faisant en somme une véritable cure radicale sur le cadavre je me suis dit que ces dispositions anormales pourraient, sur le vivant, induire en erreur un opérateur non averti. Or, tout récemment je me suis trouvé dans des conditions fort analogues à celles de ma seconde pièce; je dis analogues, et non pas identiques. Sur mes pièces cadavériques, en effet, entre le sac herniaire et les cavités séreuses voisines, — vaginale ou poche isolée — il y avait une cloison non dédoublable, un feuillet simple tapissé sur ses deux faces d'un revêtement séreux, semblable par conséquent aux cloisons transversales décrites par Ramonède. Chez l'opéré dont je vais relater l'observation, j'ai trouvé un sac piriforme, vide, dont la queue effilée se terminait vers l'anneau inguinal externe; là cette queue adhérait au sac herniaire, situé en arrière et ce sac, très volumineux, descendant presque jusqu'au testicule, était entouré d'une mince couche adipeuse qui en rendit la dissection très facile; il semble donc que le glissement ait joué un certain rôle dans l'accroissement et la descente de la hernie.

Le fait certain, c'est que ces deux sacs séreux indépendants, dont un seul communiquait avec le péritoine, étaient situés tous deux sous la gaine fibreuse commune, au contact direct des éléments du cordon; on ne peut donc les considérer que comme des restes du conduit péritonéo-vaginal. D'autre part, en l'absence de toute continuité entre les deux poches, en un point présentant des stigmates, on ne saurait admettre que la poche antérieure ait primitivement fait partie de la hernie. Il s'agit donc d'un kyste virtuel du cordon, allongé verticalement et situé non pas au-dessous du sac mais au-devant de lui.

Au point de vue pratique, on conçoit que cette disposition puisse causer quelque embarras. Je ne sais pas ce que j'eusse fait si je n'avais pas été, par mes recherches cadavériques anciennes, mis en garde contre cette cause d'erreur. Mais dans l'espèce je n'ai pas été surpris outre mesure, et, certain de par la clinique qu'il existait une hernie; certain de par l'anatomie pathologique que ce sac de hernie infantile, c'est-à-dire péritonéo-funiculaire, devait être sous la gaine fibreuse du cordon, j'ai dissocié à la sonde cannelée le tissu adipeux devant lequel je me trouvais et immédiatement je suis arrivé sur le sac cherché.

Voici maintenant mon observation clinique :

Obs. III. — Cord.., Henri, âgé de 12 ans, entré le 24 décembre 1891 à l'hôpital Trousseau, salle Denonvilliers, n° 1 *bis*. Cet enfant se rappelle avoir toujours souffert de l'aine droite quand il marchait, quand il faisait des chutes; ni lui, ni ses parents ne peuvent préciser le moment et le mode de début de la hernie. Il n'a jamais porté bandage.

Actuellement, quand il tousse on constate une hernie inguinale droite très marquée, sonore; il n'y a pas d'ectopie testiculaire. Rien à gauche.

Opération le 13 janvier 1892. Après incision de la peau et du dartos, du crémaster et de la fibreuse commune, j'ouvre un sac séreux, indépendant de la tunique vaginale, bien fermée, et je le libère avec l'ongle de bas en haut; mais en arrivant à l'anneau externe je constate que ce sac se termine en une pointe close et ne communique pas avec le péritoine. Ce n'est certainement pas le sac herniaire. Je dissocie donc derrière lui, à la sonde cannelée, un tissu graisseux au milieu duquel, outre les éléments du cordon, je trouvai un autre sac séreux, descendant moins bas que le premier. Celui-ci communiquait en haut avec la cavité abdominale, ainsi que je m'en assurai par l'introduction du doigt. Ce sac fut disséqué avec l'ongle (très facilement car il avait autour de lui une mince couche de tissu adipeux) et lié au collet. La pointe du sac antérieur, clos, adhère à sa face antérieure au niveau de l'anneau externe, mais sans rien qui ressemble à des stigmates. Partout les parois séreuses sont minces, souples, transparentes. L'intestin n'a pas été vu. Suture en capiton, au catgut, du trajet inguinal. Réunion totale sans drainage.

Les suites furent apyrétiques, mais localement il y eut au 4e jour un écoulement de sang assez abondant entre les lèvres de la plaie; le pansement, souillé, dut être renouvelé tous les deux ou trois jours, le suintement sanguin continuant, et ultérieurement une suppuration légère ayant atteint superficiellement la suture. Mais le 5 février la plaie était en bon état et la cicatrisation presque complète. L'enfant sortit le 14 février entièrement guéri, avec une cicatrice solide et sans impulsion. Le cordon était un peu gros.

M. Delbet. — Le sujet a-t-il porté un bandage ? Car dans ce cas on pourrait penser à un hygroma pré-herniaire.

M. Broca. — L'enfant n'a jamais porté bandage et d'ailleurs cette cavité séreuse à paroi lisse, mince, facilement isolable, bien limitée, non cloisonnée et surtout située dans les plans profonds, sous la fibreuse commune, et non dans le tissu conjonctif superficiel, n'avait nullement les caractères d'un hygroma.

M. Sébileau. — J'ai constaté qu'assez souvent chez l'enfant la vaginale est piriforme, se termine en haut par une extrémité effilée. Cela concorde avec certaines dispositions dont vient de parler M. Broca.

M. Broca. — A ce propos je possède une observation, celle d'un kyste du cordon de forme assez particulière. Cette poche allongée, relativement peu tendue et n'ayant pas l'aspect classique en bille dure, des kystes du cordon, avait été prise pour une hydrocèle vaginale. Je reconnus l'indépendance du testicule et diagnostiquai un kyste du cordon ; et en le disséquant je constatai qu'un cylindre creux se prolongeait jusqu'à l'anneau externe.

Obs. — Crém..., Lucien, âgé de 7 ans, est entré le 11 septembre 1891 à l'hôpital Trousseau, salle Denonvilliers, n° 45 *bis*.

Cet enfant, dont les antécédents héréditaires sont nuls, entre à l'hôpital pour une tumeur du scrotum que l'on dit être une hydrocèle vaginale. Cette hydrocèle, dont le début, ancien, n'a pu être précisé, a été ponctionnée plusieurs fois sans résultat. Le liquide s'est toujours reformé et la tumeur a repris très vite son volume. A l'examen, je trouvai une tumeur transparente, grosse comme un petit œuf, rénitente, siégeant à gauche, un peu allongée selon le trajet du cordon et située au-dessus du testicule. La gêne était médiocre, mais vu l'insuffisance des ponctions je me décidai à faire l'extirpation de la poche, que je croyais être un kyste du cordon malgré sa consistance médiocrement tendue et dure. Le 23 octobre, j'incisai couche par couche et sous la fibreuse commune, au-dessous de la vaginale parfaitement close et la touchant sans lui adhérer, je trouvai une poche que je pus extirper sans l'inciser. Elle était située au-devant des éléments du cordon. La partie accessible à la palpation extérieure ne remontait pas à plus de moitié chemin entre le testicule et l'anneau externe, mais de son extrémité supérieure partait un prolongement cylindrique, très étroit, longeant le côté antéro-interne du canal déférent et allant jusqu'à l'anneau externe, où il se terminait en cul-de-sac. Je pus disséquer sans les rompre la poche et son prolongement, que j'eus ainsi entre les mains pleins de liquide. Je terminai par une suture sans drainage et un pansement iodoformé. La température rectale monta à 38° les deux premiers jours, puis elle fut absolument normale. La réunion immédiate fut parfaite. Le 2 novembre, le pansement était supprimé et le 5 novembre le malade quittait l'hôpital, guéri.

VIII

La cure radicale de la hernie inguinale chez l'enfant.

La cure radicale de la hernie inguinale est peu pratiquée chez l'enfant en bas âge, et cela pour plusieurs motifs. D'abord, les chirurgiens qui opèrent en général le plus volontiers, croient assez souvent que sur ces tissus très minces, très délicats, l'opération sera difficile, qu'on ne saurait disséquer en toute sécurité le sac séreux de ces hernies toujours congénitales sans courir grand risque de blesser le canal déférent ou l'artère spermatique et d'être ainsi amené à terminer par la castration. En outre, M. Lucas Championnière, si j'ai bien compris ses diverses publications, pense que dans le tout jeune âge, les surfaces avivées n'auront pas une épaisseur, une étendue suffisantes pour fournir la colonne cicatricielle si importante, d'après lui, pour assurer le succès définitif.

Ce dernier argument me semble avoir une valeur restreinte, car toute proportion gardée, — et la proportion géométrique est seule ici à considérer, — l'étendue des surfaces avivées sera la même à tout âge. Quant à la difficulté opératoire, j'y réponds par les six opérations que je vais relater à la fin de cette note : dans toutes, même quand il y avait ectopie concomitante et atrophie du testicule, j'ai pu disséquer avec l'ongle le feuillet séreux, en contact direct cependant avec les éléments du cordon, sans jamais léser un seul de ces éléments. Le péritoine est mince, sans doute, plus mince que chez l'adulte, mais il est très suffisamment résistant pour qu'on puisse l'isoler avec l'ongle en quelques minutes.

Étant donnée cette timidité, dans le jeune âge, des opérateurs en général les plus hardis, on conçoit que la doctrine de l'abstention soit aujourd'hui encore classique, et à beaucoup d'égards elle est justifiée, car il est incontestable que chez l'enfant le bandage procure souvent la guérison. Quelques publications, je le sais, ont été faites, surtout à l'étranger, sur la cure radicale des hernies chez l'enfant, mais la plupart des chirurgiens ne se rallient pas à leurs conclusions et la doctrine courante est celle que soutient M. Berger dans son récent et remarquable article du *Traité de chirurgie*. Cette doctrine, la voici :

Il faut soumettre à l'emploi du bandage les hernies apparues dans la première année après la naissance. « La grande majorité des hernies des nouveau-nés, traitées de la sorte, cessent au bout de quelques semaines de sortir, même alors qu'on enlève le bandage ; elles guérissent, en règle générale, pourvu que le traitement ait été continué un temps suffisant, deux ou trois ans et même davantage, ainsi que le démontrent les faits d'observation commune et les statistiques que nous avons citées (1). »

Lorsque la hernie n'est pas simple, mais compliquée d'ectopie testiculaire, la question change de face. Si l'on peut isoler le testicule, maintenu dans les bourses, de la hernie réduite, on appliquera entre les deux un bandage dont la pelote sera au besoin, si le testicule reste fort élevé, échancrée en fourche ou en fer à cheval. Mais si le testicule est retenu au-dessus de l'anneau externe, il faut éviter tout bandage, car on s'opposerait ainsi à la descente encore possible du testicule et en outre on risquerait de forcer l'intestin à s'étaler entre les plans de la paroi, d'où une hernie interstitielle. Si le testicule descend, on agira à partir de ce moment comme dans le cas précédent.

Au total, dit M. Berger : « Ce n'est que dans des cas tout à fait exceptionnels, qu'en face de l'accroissement graduel d'une hernie qui ne peut être maintenue, ou surtout contraint par des accidents d'irréductibilité, qu'on serait autorisé à

(1) Voyez à cet égard l'intéressante communication de M. Berger à la Société de chirurgie, 1887.

intervenir par une opération de cure radicale au cours de la première année ».

Je souscris pleinement à cette proposition et j'ajoute même que, d'après ce que j'ai pu voir, l'étranglement de la hernie de la première enfance ne sera que bien rarement une indication opératoire. Certes, des kélotomies pour étranglement ont été pratiquées avec succès chez l'enfant de quelques mois, de quelques jours même, mais je doute que toutes fussent réellement nécessaires. Pendant mon internat dans le service de M. Lannelongue, en 1884, j'ai entendu mon maitre déclarer à plusieurs reprises que toujours avec un taxis d'une légèreté extrême il avait pu réduire l'intestin, que jamais il n'avait eu besoin de prendre le bistouri ; et en fait aucune kélotomie n'a été nécessaire sous mes yeux, sauf pour une hernie interstitielle, dont j'ai déjà publié la relation (variété sur laquelle les doigts n'ont pas de prise) chez un enfant de 14 ans. M. Berger pense que pour la hernie étranglée chez l'enfant la conduite à tenir doit être la même que chez l'adulte, « mais que l'opération doit être encore plus précoce et le taxis employé avec plus de réserves ». D'après l'expérience des chirurgiens plus spécialement voués à l'étude de la pédiatrie — et je citerai en France MM. Lannelongue et de St-Germain, Holmes en Angleterre, etc. — presque toujours une pression très modérée fait rentrer l'intestin étranglé.

Cela étant, les indications à l'opération dans le cours de la première année deviennent très restreintes et mieux vaut, si l'on est en principe partisan de la cure radicale, attendre que l'enfant soit devenu à peu près propre, n'expulse plus continuellement urine et matières fécales sans demander le vase. C'est pour cela que je me suis abstenu dans le cas suivant.

Obs. I. — Le 13 janvier on m'apporta à l'hôpital Trousseau, un garçon de 5 mois qui vomissait, parait-il, depuis 8 jours, mais allait à la selle tous les jours, lorsque dans la nuit du 12 au 13 il pleura davantage, et la mère remarqua une grosseur dans le scrotum, à gauche. Le Dr Mouls appela mon collègue et ami Schwartz, qui constata la hernie et son étranglement : ne fit pas le taxis et adressa l'enfant à l'hospice des Enfants-Assistés, à M. Kirmisson. Mais celui-ci, ne disposant que d'une consultation et ne voulant pas faire la kélotomie sur un enfant non hospitalisé, l'envoya à l'hôpital Trousseau. Là, je constatai une tumeur inguino-scrotale grosse comme un œuf, tendue, mate, douloureuse, mais assez souple ; à droite il existait de l'hydrocèle. Sans chloroforme je fis sur la tumeur de gauche une pression très légère mais continue, sans taxis proprement dit, et au bout de 2 ou 3 minutes l'intestin fila brusquement sous mes doigts. Puis j'appliquai tout simplement sur le trajet inguinal un tampon d'ouate maintenu par un spica. L'enfant me fut rapporté le lendemain en très bon état, les vomissements ayant cessé et une selle ayant eu lieu.

Je crois que j'ai bien fait d'éviter une kélotomie chez un enfant de cet âge, élevé au sein. Le recevoir à l'hôpital pour l'opérer en le sevrant d'urgence me semblait dangereux; l'opérer pour le rendre immédiatement à sa famille eût été plus aléatoire encore. Eussé-je tenu la même conduite sur un enfant plus âgé? Certes non et l'observation suivante en est la preuve; mais je tiens à faire remarquer que chez cet enfant âgé de 3 ans 1/2 l'étranglement avait cessé lorsque je fis la cure radicale, ayant surtout pour but d'éviter le retour de semblables accidents.

Obs. II. — Kers..., Paul, âgé de 3 ans 1/2, entra le 24 octobre 1891 à l'hôpital Trousseau, salle Denonvilliers, pour des accidents assez sérieux d'engouement herniaire à droite. Cette hernie est connue des parents depuis l'âge de 10 mois ; mais aucune grosseur n'a été constatée par eux dans l'aine gauche. Lorsque je vis l'enfant, je trouvai à droite une hernie volumineuse, non réductible, mais peu tendue, indolente, sonore, offrant en somme les caractères ordinaires de l'étranglement herniaire bénin de la première enfance. Sachant que presque toujours ces accidents cèdent au repos avec compression légère, je me bornai à appliquer sur la région des compresses boriquées maintenues par un pansement compressif, mais, pour éviter le retour d'alertes semblables — ce n'était déjà pas la première — je conseillai la cure radicale, à laquelle les parents consentirent. Au cours de l'examen, j'avais constaté à gauche que le testicule, fuyant aisément vers l'anneau, occupait la partie supérieure du scrotum.

L'irréductibilité de la hernie cessa spontanément, et le 27 octobre je fis l'opération. J'incisai sur le trajet inguinal et la partie supérieure du scrotum. Je rencontrai là, sous la gaine fibreuse du cordon, un sac inhabité que je trouvai aisément ; je l'incisai, puis le disséquai avec l'ongle sans le déchirer et liai son collet au catgut aussi haut que possible. Je reconstituai par des sutures en capiton, au catgut, le canal inguinal, que j'avais fendu. Je passai alors au côté gauche. Là je trouvai le testicule logé à la racine du scrotum contre l'arcade de Fallope, dans l'anneau externe. Je le mobilisai, après extirpation du conduit péritonéo-vaginal persistant que je disséquai avec l'ongle. Pour l'abaisser, je n'eus pas à sectionner de brides fibreuses autour du cordon, mais seulement à effondrer un plan qui fermait la base du scrotum. Au-dessus du testicule ainsi remis en place, le canal inguinal fut reconstitué par une suture perdue au catgut. Réunion sans drainage.

Il fallut renouveler au 2e et au 4e jour le pansement souillé par l'urine ; la seconde fois, je mis un pansement au collodion. La réunion fut néanmoins parfaite et l'enfant sortit guéri le 29 novembre.

Ce fait est donc un cas de cure radicale pratiquée en l'absence de tout accident actuel chez un enfant de 3 ans 1/2. Il n'est par conséquent pas conforme aux règles classiques. On sait, en effet, — et ici je recommence à citer l'article de M. Berger — que depuis la fin de la première année jusqu'à l'adolescence les hernies inguinales peuvent encore guérir par le port régulier des bandages. « On suivra donc les mêmes règles pour leur traitement (que dans le cours de la première année), mais en se souvenant : 1° que la guérison a d'autant moins de chances de se produire et qu'elle nécessite un traitement d'autant plus long que la hernie est apparue plus longtemps après la naissance ; 2° que les accidents qui résultent d'une contention imparfaite sont plus à craindre ; 3° que l'on a des chances toujours plus restreintes de voir achever la migration testiculaire lorsque celle-ci est imparfaite. » Sauf complication spéciale, — irréductibilité, ectopie testiculaire par exemple — il faut donc prescrire le port d'un bandage *jour et nuit*. C'est seulement passé 5 ans révolus que l'on aura recours à l'opération, douée jusque-là « d'une gravité qu'elle n'a pas par la suite » ; encore pour l'accepter faudrait-il que le bandage ait été porté pendant plusieurs années sans succès. »

Ainsi, cette opinion se base surtout sur deux arguments : 1° l'opération est plus grave chez les enfants au-dessous de 5 ans ; 2° on peut jusqu'à l'adolescence obtenir la guérison par le bandage.

Prenons d'abord l'argument de la gravité opératoire spéciale chez l'enfant du second âge. Il serait fort important s'il était exact, mais d'après mon expérience personnelle, on aurait tort d'en exagérer la portée. Avec des pansements bien faits, on protège très suffisamment la plaie et le fait est que j'ai opéré 4 enfants âgés de moins de 5 ans, sans avoir eu l'ombre d'une alerte.

Cela étant, mettons en parallèle la cure opératoire et la cure par le bandage.

Il ne viendra à l'esprit de personne de contester l'efficacité possible du bandage. Mais les partisans de cette thérapeutique si bénigne n'en chantent-ils pas trop les louanges ? Plaçons-nous au point de vue anatomique : nous savons que la hernie congénitale, sans être pour cela une hernie propéritonéale à proprement parler, offre parfois une dilatation rétro-pariétale ou propéritonéale. Cette disposition n'est pas exceptionnelle, puisque je l'ai constatée 4 fois chez l'adulte au cours de mes cures radicales. Or j'admets que la pression fasse oblitérer le canal séreux jusque dans le canal inguinal : comment lui accorder une action sur la poche propéritonéale? Supposons que le bandage guérisse la partie extérieure de la hernie, il laissera forcément persister la partie intérieure, amorce pour une récidive et siège possible d'un étranglement ultérieur, volontiers rapporté à une occlusion par étranglement interne. Cela n'est pas une vue de l'esprit. Deux des sujets sur lesquels j'ai constaté une poche propéritonéale n'avaient jamais porté bandage, mais les deux autres y avaient été soumis, sans succès quoique sans interruption, l'un de 5 à 42 ans, l'autre de 12 à 40 ans. On objectera que dans ce dernier cas la hernie était survenue à un âge où le bandage est médiocrement efficace, mais je ferai remarquer que ce même sujet avait vu apparaître du côté opposé, à droite, à l'âge de 14 ans, une hernie dont le bandage eut raison.

Voilà donc une cause anatomique d'insuccès du bandage. Même quand elle n'existe pas, le succès est-il aussi fréquent qu'on le dit ? Cela n'est pas prouvé. Tous les auteurs, en effet, accordent qu'il n'est pas exceptionnel de voir reparaître une hernie de force, brusque et quelquefois même étranglée d'emblée, chez un adulte qu'un bandage appliqué dès la première enfance avait débarrassé d'une hernie congénitale. Mieux encore, qui n'a pas vu des sujets pourvus depuis leur enfance jusqu'à un âge avancé d'un bandage impuissant à la guérir ? J'ai opéré des adultes qui, n'ayant pas de diverticule propéritonéal, avaient été soumis depuis leur enfance à l'action du bandage. N'eussent-ils pas eu grand bénéfice à être opérés dès leur jeune âge ?

Ici surgit une objection : le bandage, dira-t-on, n'a pas été porté jour et nuit et n'a pas été surveillé attentivement. Cette objection n'en est pas une, car précisément cette difficulté d'application, cette surveillance constante et minutieuse sont des arguments contre le bandage. *Plusieurs années* d'une semblable existence pour le patient et pour ses parents sont une perspective peu souriante. Dans la classe ouvrière il ne faut pas compter sur des soins si assidus et même dans la classe aisée une opération dont la bénignité est extrême me paraît préférable.

Mais, répondront les partisans du bandage, cette cure opératoire sera-t-elle radicale et ne serez-vous pas forcé de prescrire, après avoir opéré, le port d'un brayer ? Il n'en est rien, et je suis persuadé que pratiquée chez l'enfant, la cure opératoire est réellement radicale. On n'opère pas, en effet, un *hernieux*, dont la paroi musculo-aponévrotique est et restera affaiblie ; on opère un *malformé*, dont la paroi bien musclée présente un trou anormal, qu'on oblitère. Et d'ailleurs, il est impossible de soutenir que le bistouri fasse moins que le bandage ; bien au contraire, sa besogne est certainement plus complète. Il ne se borne pas à oblitérer ou à rétrécir un canal séreux dont il laisse intacte l'amorce intra-abdominale : il détruit dans toute sa longueur ce canal, en le poursuivant jusque dans le ventre et cela fait, on peut, par la suture perdue, restituer au trajet inguinal, s'il est anormalement dilaté, une résistance suffisante.

Cela étant, je suis persuadé que mes opérés, parvenus à l'âge des efforts ou à la vieillesse, auront moins de récidives, en moyenne, que les guéris du bandage. Dans une trentaine d'années, je le saurai peut-être, mais en attendant, je leur laisse libre la région inguinale et au moins auront-ils eu le grand bénéfice d'avoir obtenu à coup sûr, *en trois semaines*, ce que le bandage ne leur aurait procuré qu'en *plusieurs années* ; heureux encore s'il avait tenu ses promesses.

J'en arrive, comme conclusion, à poser la question de la manière suivante : Lorsqu'on m'apporte un enfant, à partir de 3 ans, porteur d'une hernie congénitale, je dis aux parents : en faisant porter un bandage nuit et jour pendant plusieurs années vous obtiendrez probablement la guérison, mais non pas certainement ; d'autre part il n'est pas exceptionnel qu'après cela la hernie reparaisse dans l'âge adulte ; à l'aide d'une opération très bénigne vous obtiendrez en un mois et à coup sûr la guérison actuelle ; quant au résultat chez l'adulte il est impossible d'en parler pour une opération qu'on ne pratique couramment que depuis peu d'années. Pour ma part, en présence de cette alternative et sachant quelle sécurité nous donne l'antisepsie, je n'hésite pas et pour un des miens je ferais immédiatement pencher la balance en faveur de la cure radicale.

Obs. III. — Rousseau, Eugène, âgé de 3 ans, entre le 9 janvier 1892 à l'hôpital Trousseau, salle Denonvilliers.

Père bien portant, non hernieux. Mère strabique. Enfant très peu intelligent, parlant à peine, gâteux. Rachitisme des jambes.

On se serait aperçu il y a six mois de la hernie inguinale du côté gauche. De ce côté la hernie est accompagnée d'ectopie inguinale ; le testicule est difficile à palper. Rien à droite.

Le 12 janvier 1892, M. Broca pratique l'opération de la hernie et la mobilisation du testicule ectopié.

Incision de 5 centim. qui est ensuite prolongée en haut sur le canal inguinal. Le trajet incisé, on tombe sur le testicule qui semble normal ; le canal vagino-péritonéal ouvert en haut ne contient pas d'intestin ; il est peu à peu séparé du cordon à l'aide des doigts ; le canal déférent assez grêle n'est pas très facile à distinguer. Ligature simple du sac herniaire. Puis le testicule est placé à l'entrée du scrotum, la longueur du cordon ne permet pas sans traction de l'abaisser davantage. Une suture est mise sur les piliers, et trois points en avant du cordon. Le testicule n'est pas fixé dans les bourses.

La plaie de 8-9 centim. est fermée tout entière par 8 points aux crins. Pas de drainage. Pansement au collodion, recouvert d'ouate.

Le 15. Très bon état ; pas de température.

Il en est de même les jours suivants; mais la verge de l'enfant, très petite, laisse suinter l'urine dans le pansement. Il est refait le 24. La plaie est désunie à la partie inférieure. On cesse le pansement au collodion pour employer la gaze au salol.

La plaie est complètement fermée vers le 8 février.

Le 14 février : Cicatrice adhérente aux tissus profonds ; le cordon forme avec le testicule une masse dure allongée ; on distingue pourtant à la partie inférieure un léger ressaut qui limite la glande en haut. La pression éveille des cris. Pendant les cris, pas d'impulsion du côté de l'intestin.

L'enfant part pour la Roche-Guyon.

Obs. IV. — Ras..., Nicolas, âgé de 6 ans 1/2, est entré le 26 octobre 1891, à l'hôpital Trousseau, salle Denonvilliers, n° 31. Cet enfant, dont les antécédents héréditaires sont nuls, est atteint de hernie depuis l'âge de deux ans. Il porte actuellement deux hernies inguinales réductibles, avec ectopie du testicule franchissant l'anneau externe mais logé en général dans le trajet inguinal.

Opération le 2 novembre 1891. A gauche, après avoir traversé les enveloppes, reconnaissables de la hernie congénitale, j'ouvris le sac d'une hernie testiculaire, sac vide au moment de l'opération. Il me fut facile d'isoler, au-dessus du testicule, le sac séreux de la fibreuse commune, puis ce sac séreux, ainsi soulevé en pont, fut coupé transversalement au-dessous d'une pince à pression et disséqué avec l'ongle jusqu'à la graisse sous-péritonéale ; ligature du collet au catgut (nœud de Tait). Cela fait le testicule, fort atrophié d'ailleurs, put être descendu dans les bourses et au-dessus de lui je reconstituai par plusieurs points serrés de suture en capiton le canal inguinal, dont la paroi antérieure était largement fendue. Suture superficielle au crin de Florence.

A droite, l'opération fut faite de même ; la hernie était également testiculaire, mais le testicule n'était pas atrophié et fut plus facile à descendre que celui du côté opposé.

Des deux côtés, pansement au salol, sans drainage.

Les suites furent tout à fait simples, sauf une légère élévation de température, au 8e jour, qui céda immédiatement à une purgation. Les fils furent enlevés au 8e jour, la réunion étant complète et l'enfant sortit guéri le 29 novembre. Aucune des régions inguinales ne présente plus d'impulsion.

Obs. V. — Ad..., Alfred, âgé de 4 ans, est entré dans les derniers jours de septembre à l'hôpital Trousseau, salle Denonvilliers. Ses parents se sont aperçus, lorsqu'il avait 2 ans 1/2, qu'il portait une hernie inguinale droite. La tumeur était, paraît-il, volumineuse, et l'enfant s'en plaignait lorsqu'il faisait quelque effort. On lui fit porter un bandage, mais il continua à souffrir, si bien qu'on se décida à amener l'enfant à l'hôpital. Je constatai alors une hernie de dimension moyenne, sortant de l'anneau inguinal externe, mais ne descendant pas dans les bourses. Cette hernie est sonore et complètement réductible, mais la réduction provoque quelques douleurs.

Je proposai l'opération qui fut acceptée, et que je pratiquai le 30 septembre 1890. Je trouvai sous la gaine fibreuse du cordon, parfaitement reconnaissable, un sac vide de hernie non testiculaire. Ce sac fut rapidement trouvé, incisé, puis isolé avec l'ongle des éléments du cordon, dont rien ne le séparait. J'enlevai ainsi seulement une mince lamelle séreuse non déchirée, je pus attirer ce sac sans fendre le canal inguinal jusqu'à voir la graisse sous-péritonéale, là je liai le collet au catgut et je suturai sans drainage. Je ne suturai pas l'anneau inguinal, fort étroit.

Le soir, la température rectale s'éleva à 38°,2, le lendemain matin, 1er octobre, elle était de 37°,6, mais le soir elle remonta à 38°,6, en sorte que le 2 octobre au matin, quoiqu'elle fût retombée à 37°,2, je défis le pansement. Je ne trouvai absolument rien d'anormal du côté de la plaie, et d'ailleurs à partir de ce moment, la température ne dépassa plus 37°,2. Le 7 octobre je retirai les fils : la réunion était parfaite. Le pansement fut enlevé seulement le 15 octobre, et, à partir de ce moment, fut supprimé.

L'enfant fut encore maintenu au lit pendant quelques jours. Le 1er novembre, il fut opéré d'un phimosis dont il était porteur, et le 12 novembre, il quittait le service, la région inguinale n'étant plus le siège d'impulsion à la toux.

Obs. VI. — March..., Émile, 10 ans, entré le 8 juillet 1891, à l'hôpital Bichat, salle Jarjavay, n° 15.

Cet enfant, dont les antécédents héréditaires et personnels ne contiennent rien de spécial, aurait sa hernie inguinale droite depuis un an; jamais il n'a porté de bandage.

A son entrée, il portait dans chaque aine une grosseur, celle de droite étant de beaucoup la plus prononcée.

A gauche, en effet, la grosseur, très légère, ne présente pas d'impulsion à la toux, le cordon est sain; l'anneau inguinal est un peu large, mais il n'y a pas de hernie. A droite, on trouve un anneau dilaté, admettant la pointe du petit doigt, avec une impulsion très énergique à la toux. Il n'y a pas actuellement de hernie proprement dite, mais il paraît que souvent la tuméfaction augmente de volume et devient douloureuse.

D'autre part, en faisant rouler le cordon entre les doigts, on constate qu'il est certainement plus gros que du côté opposé. On ne sent aucune tumeur distincte. Les deux testicules sont descendus, mais sous la pression remontent facilement dans le canal inguinal.

Opération le 11 juillet; aide, M. Aldibert, interne; chloroforme, M. Zolotnitsky, externe. Incision au niveau de l'orifice externe du canal inguinal droit, parallèle au cordon, remontant un peu sur l'abdomen et descendant sur les bourses du côté correspondant; section de deux vaisseaux saignant assez abondamment.

L'incision traverse successivement des plans très minces, mais cependant faciles à reconnaître et à isoler : peau et dartos, crémaster, fibreuse commune. Une fois ouverte la fibreuse commune, un sac vide fut trouvé en avant des éléments du cordon, en contact direct avec eux. Ce sac descendait presque au contact de la tunique vaginale, mais ne communiquait pas avec elle ni ne lui adhérait. Il fut disséqué avec les ongles, très aisément et très vite, jusqu'à la graisse sous-péritonéale; ligature au nœud de Tait, résection; deux sutures en capiton sur les parois du canal inguinal. Suture de la peau au crin de Florence, sans drainage. Pansement iodoformé.

La guérison par première intention fut obtenue et les fils retirés aux 6e et 9e jours. La température ne bougea pas de 37°, sauf le soir du 5e jour, où elle atteignit 37°,6. La seule complication fut une rétention d'urine qui nécessita le cathétérisme pendant 36 heures.

L'enfant sortit le 23 juillet, ne présentant pas d'impulsion et ayant un anneau inguinal externe résistant. Le testicule droit, mobile, remontait facilement sous la cicatrice jusqu'à l'anneau, mais était aisément redescendu au fond des bourses.

Obs. VII. — Voy. p. 73.

TABLE DES MATIÈRES

IMPRIMERIE LEMALE ET Cie, HAVRE

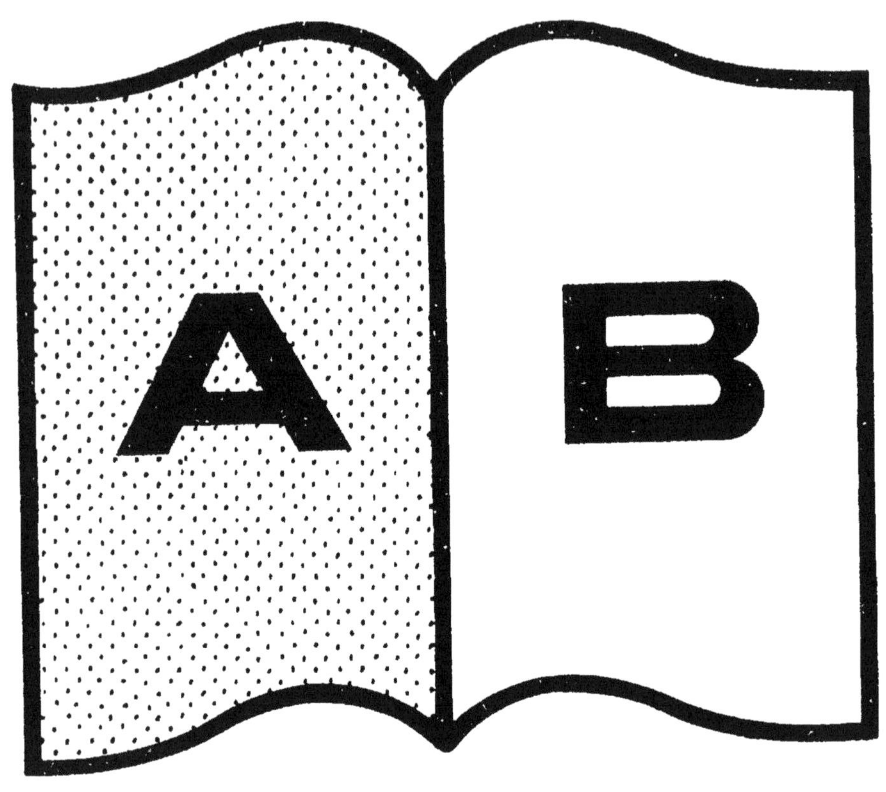

Contraste insuffisant

NF Z 43-120-14

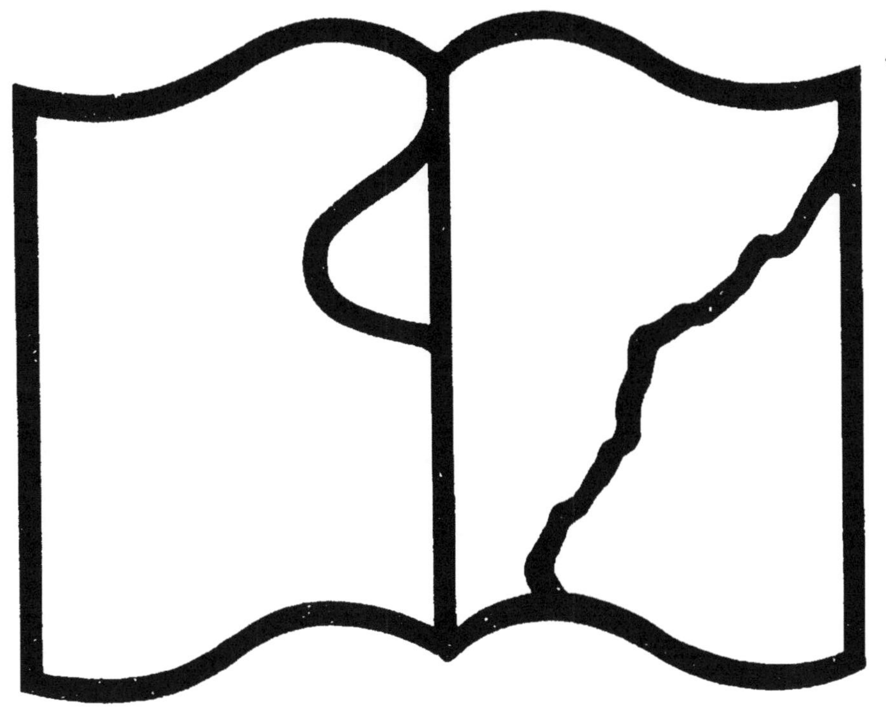

Texte détérioré — reliure défectueuse

NF Z 43-120-11

www.ingramcontent.com/pod-product-compliance
Ingram Content Group UK Ltd.
Pitfield, Milton Keynes, MK11 3LW, UK
UKHW021226230726
13926UKWH00003B/1270

9 782016 164334